수면장애와 우울증

시미즈 데쓰오 지음 | 김수희 옮김

머리말

"아빠, 잘 주무시고 계셔요?"란 포스터를 이미 어디선가 보신 적 있는 분도 계실지 모르겠습니다. 내각부內閣府 소속 자살예방대책실이 실시한 '수면 캠페인'의 일환으로 제작된 포스터입니다. 만든 사람은 영화화되기도 했던《남편이 우울증에 걸려서ツレがうつになりまして。》(2011)의 원작자인 일러스트 만화가 호소카와 덴텐細川貂々 씨. 상당히 인상적인 포스터입니다.

"아빠, 잘 주무시고 계셔요?"란 질문이 어째서 자살 예방에 도움이 될까요. 버블경제가 붕괴되고 몇 년이 지난 1997년에는 홋카이도타쿠쇼쿠北海道拓殖은행, 일본장기신용日本長期信用은행, 야마이치山一증권 등, 우량기업으로 간주되던 거대 기업들이 연이어 파산으로 내몰렸습니다. 매년 연말 발표되는 한 해의 대표 키워드로 '도倒'라는 글자가 꼽혔을 정도입니다. 대규모 줄도산이 사람들에게 미친 충격은 엄청났던 것으로 파악됩니다.

그리고 다음 해인 1998년부터 자살자 수가 급증하여 연간 3만 명을 돌파했습니다. 자살자 수는 그 후 2011년까지 14년 연속해서 3만 명을 넘었습니다. 여성 자살자 수에는 거의 변화가 없었던 반면, 남성 자살자 수는 급증했습니다. 자살자가 늘어난 세대에도 큰 특징이 있습니다. 예를 들어 제가 사는 아키타秋田 현의 당시 데이터를 보면, 1998년을 전후로 남성 자살률(인구 10만 명당 자살자 수)의 경우, 50대(50~59세)에서 새로운 커다란 정점을 형성하고 있습니다. 이런 현상은 아키타 현뿐만 아니라 전국에 걸쳐 공통된 현상이었습니다. 바로 그 50대 남성의 자살 예방을 핵심 목표로 삼았던 것이 다름 아닌 '수면 캠페인'이었던 것입니다.

50대 남성의 자살이 급증한 원인은 불황에 의한 권고사직, 실업, 경제적 궁핍 등 사회적·경제적 요인에 의한 것이라고 상정되고 있습니다. 하지만 그 상세한 분석은 이 책의 범위를 벗어난 것이기 때문에 이 정도 선에서 그치겠습니다. 그렇다면 왜 50대 자살 예방 전략으로 수면 캠페인이 효과적일까요. 자살은 아무런 예고 없이 발생하지 않는 법입니다. 또한 자살은 정상적인 정신 상태에서 일

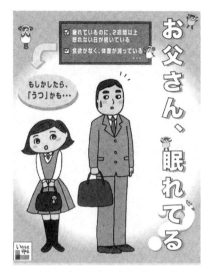

"아빠, 잘 주무시고 계셔요?" 포스터

어나는 일도 아닙니다. 자살을 결행하는 시점에서 75%의 사람들에게 어떤 형식으로든 정신장애가 보입니다. 그리고 그중 약 50%로 가장 많은 비중을 차지하는 것이 바로 '우울증' 내지는 '울적한 상태'인 것입니다.

여기서 문제는 우울증 환자분들 가운데 실제로 의료 기관에서 치료를 받고 있는 분이 4명 중 1명에 지나지 않는다는 사실입니다. 따라서 50대 남성의 우울증을 조기 발견・조기 검진・조기 치료하는 것이 자살 예방에 효과적인 수단이 될 가능성이 높다고 생각됩니다.

이 세대 남성들은 일본의 고도성장을 이끌어갈 수 있도록, '기대를 한 몸에 받는 인간상'이 되기 위해 노력해온 분들입니다. 일에 전념할 것, 사회 규범을 중시할 것, 사회복지에 기여할 것, 등등 여러 방면에 가장 충실한 세대, 이른바 '기업 전사' 세대에 해당됩니다.

이 책 후반부 제8장 '악인을 권장함'에서 상세히 설명할 예정이지만, '기대를 한 몸에 받는 인간상'의 특징은, 우울증의 병전病前 성격이라고 오랫동안 일본의 정신의학이 중시해왔던 것과 실로 일치하고 있습니다. 이 세대 남성들은 '맹렬함에서 아름다움으로モーレツからビューティフルへ(1970년 방송된 후지제록스사의 저명한 광고 카피-역자 주)'의 시대를 거쳐 버블경제 붕괴, IT와 글로벌화 시대를 맞아 고전을 면치 못하게 되었습니다. 그런 상황에서 연달아 거대 기업의 줄도산이라는 광풍을 맞은 것입니다. 1998년 이후가 되면 권고사직의 바람이 거세게 몰아치기 시작합니다.

권고사직 대상자가 된 것은 연봉은 높지만 정작 기업에서 원하는 새로운 능력은 갖추지 못한, 과거의 '기업 전사',

바로 50대 남성이었습니다. 설령 권고사직의 회오리는 가까스로 피했다 해도, 결코 안심하고 있을 수만은 없었을 겁니다. 살아남기 위해 오로지 일에만 매달리거나, 혹은 인원 감축의 부산물이라 할 수 있는 과다 업무에 내몰릴 수밖에 없었기 때문입니다. 이 세대 대부분의 남성들이 엄청난 스트레스를 받아 우울증에 걸릴 지경이 되었다 해도 조금도 이상하지 않습니다. 그리고 그 끝에는 자살의 위험성이 도사리고 있습니다.

우울증은 자각이 매우 어려운 병입니다. 게다가 자존심이 하늘을 찌르는 중년 남성입니다. 자신이 우울증에 걸렸다고는 꿈에도 생각하지 않을 겁니다. 따라서 자신이 병에 걸렸음을 자각하지 못하는 중년 남성을 어떤 형식으로든 의료진 앞에 앉히기 위해, 주변 사람들이 이런 조짐을 미리 알아차릴 필요가 절실합니다. 주변 사람들이 남성의 상황을 제대로 파악해서 의사의 진료를 받을 수 있게 한다면, 중년 남성의 우울증은 조기 발견·조기 치료로 이어질 겁니다.

이제부터 상세히 설명하겠지만, 그런 상황을 가장 쉽사리 알아차릴 수 있는 힌트가 되는 것이 바로 수면장애 중

상입니다. 하지만 남편분이 좀처럼 잠을 이루지 못한다는 사실을 용케 눈치 챈 사모님이 괜찮은 거냐고 말을 걸어봤을 때 대부분의 남편분들의 반응은 어떨까요. 귀찮다며 대꾸조차 하지 않을 분들이 대부분일 겁니다. 다행스럽게도 상황을 눈치 챈 사모님이 의사에게 한번 가보자고 권유해도, 순순히 따라줄 남편분은 소수이기 마련입니다.

이런 상황에서 다시 '수면 캠페인' 포스터를 꼼꼼히 살펴봐 주십시오. 포스터 안에서 "아빠, 잘 주무시고 계셔요?"라고 말을 걸고 있는 사람은, 사모님이 아니라 따님입니다. 아무리 무뚝뚝한 아버님이라도 차마 "시끄러워!"라고 말하기 어렵겠지요. 사랑하는 따님이 자신을 걱정해 주고 있으니까요…….

진찰을 받을 곳이 정신과 전문의가 아니라 '주치의'라는 것도 이 캠페인이 노리는 바입니다. 친숙한 주치의 선생님이라면 아버님께서도 마음 편하게 진찰을 받을 수 있을 겁니다. 주치의 선생님도 우울증에 대해 공부하고 있습니다. 전국의 의사협회에서 주치의를 대상으로 '우울증의 조기 발견과 대응에 관한 강습회'를 적극적으로 실시하고 있기 때문입니다.

하지만 정신과 전문의가 아닌 선생님 입장에서 "우울하지 않으십니까?"라고 환자분에게 갑자기 물어볼 수도 없는 노릇입니다. 환자분 입장에서도 내과 선생님께서 느닷없이 그런 질문을 하신다면 깜짝 놀라실 겁니다. 주치의 선생님이 우울증을 조기에 발견할 수 있는 힌트는 '2주일 이상 계속되는 수면장애'입니다. "잘 주무시고 계시나요?"라는 질문 정도라면 정신과 전문의가 아닌 주치의 선생님이라도 환자분에게 쉽사리 건넬 수 있겠지요. 환자분도 사실 최근 잠을 잘 이루지 못해 힘들다고 털어놓을 수도 있을 겁니다.

만약 수면장애가 있다면 주치의 선생님이 우울증의 다른 증상에 대해서도 문진을 계속하여 우울증일 가능성이 높은 환자분을 발견할 수 있습니다. 그리고 그런 환자를 정신과 전문의에게 소개함으로써 우울증의 조기 발견·조기 치료가 가능하고, 나아가서는 자살 예방으로까지 이어지게 할 수 있을 겁니다. "아빠, 잘 주무시고 계셔요?" 캠페인에는 이런 의미가 있습니다.

그렇다면 "아빠, 잘 주무시고 계셔요?" 캠페인은 효과가 있었을까요? 이런 물음에 대해 명확한 답변을 제시하기란

쉽지 않습니다. 중년 남성 자살자 수가 정점을 찍었던 것은 2003년입니다. 한편 캠페인 개시는 2010년이었지요. 마침 이 해 전후로 자살자 수는 눈에 띄게 감소하는 경향을 나타냈습니다. 중년 남성의 자살자 감소는 다중채무자나 도산 위험에 직면한 사업주에 대한 상담 · 원조사업 등, 관민이 총동원된 광범위한 지원 사업에 따른 총체적 결과일수도 있습니다.

고민에 빠져 있는 사람을 인지할 수 있는 힌트로서 수면 캠페인의 유효성은 비단 중년 남성에 국한되지 않습니다. 내각부에서는 증상을 눈치 채는 주체를 '문지기'라 명명했습니다. 다양한 직종의 사람들이 스스로 문지기라는 자각을 가질 수 있도록 하는 것, 이를 통해 그들이 고민하는 사람을 찾아내 적절한 지원을 받을 수 있게 유도하려는 캠페인이 전개되고 있습니다. 최근에는 30대의 자살자 수가 증가하고 있으며, 과거부터 꾸준히 주목되던 고령자 자살도 다시금 눈에 띄게 되었습니다. 어떤 세대의 남녀든 의학적 치료가 필요한 사람을 발견하기 위해 '수면장애'는 매우 유력한 실마리를 제공해줍니다.

이 책에서는 우울증을 키워드로 수면장애에 대해 상세

히 설명해가고자 합니다. 무거운 테마지만, 수면의 비밀과 우울증과의 관계, 수면장애가 만병의 근원이 되는 메커니즘, 숙면법, 우울증 치료로서의 수면 조작 등에 대해, 최대한 딱딱하지 않게 설명해볼 생각입니다.

목차

제1장
왜 잠을 잘까?

잠을 자지 않는 동물은 없다

동물이나 새는 잠을 잡니다. 잠자고 있는 동안은 먹이를 찾을 수도, 자손을 만들 수도 없습니다. 바깥세상의 적들에 대해 무방비한 상태로 노출되지만, 그럼에도 불구하고 잠을 잡니다. 고래나 돌고래 무리들은 정기적으로 물 위에 떠올라 호흡할 필요가 있습니다. 그런 상황에서도 그들은 잠을 잡니다. 단 좌우의 대뇌가 동시에 잠들어버리면 물에 빠져 버릴 위험성이 있습니다. 그 때문인지 그들은 대뇌를 한쪽씩 잠들게 하고 있습니다.

군함조軍艦鳥는 수일에 걸쳐 계속 하늘을 날고 있습니다. 그들은 날면서 잠을 이룰 수 있는 걸까요. 자세한 사정은 알 수 없습니다. 고래처럼 대뇌를 한쪽씩 잠들게 하고 있을 가능성은 생각해볼 수 있겠습니다. 실제로 제비나 오리에게서는 단시간 한쪽 편 대뇌가 잠드는 경우가 관측되고 있습니다. 흥미롭게도 그동안 새는 한쪽 눈만 뜨고 있다고 합니다. 좀 더 열등한 생명체 거의 대부분에게도 잠에 상당하는 시간이 존재한다는 사실이 알려져 있습니다.

그렇다면 동물이나 새가 그렇게까지 하면서 잠을 자는

이유는 무엇일까요. 사실 현재로서는 그 이유를 정확히 알 수 없습니다.

잠은 무엇을 위해서?

잠은 깨어 있을 동안 축적된 몸과 뇌의 피로를 회복시켜주는 것이라 일컬어지고 있습니다. 하지만 그런 상식적인 관점으로는 동물들의 종에 따라 1일 수면 시간에 커다란 격차가 있다는 사실에 대해 적절히 설명해낼 수 없습니다. 가장 짧은 말(3시간)에서 가장 긴 아르마딜로(17시간)까지 동물들의 수면 시간은 실로 다양합니다.

종에 따라 수면 시간에 극심한 차이를 보이는 현상을 설명하기 위한 가설로 '에너지 보존설'이 있습니다. 하지만 예를 들어 돌고래(10시간)처럼 수면 중에도 계속 움직이는 수서水棲포유류가 존재한다는 것은 이 가설과 모순됩니다. 이 경우에는 에너지 보존 이외의 수면의 역할, 예를 들어 뇌의 휴식을 생각해야 합니다.

에너지 보존설에도 두 가지 버전이 있습니다. 하나는 '수면=칼로리 소비 감소에 의한 에너지 보존설'입니다. 잠을 자고 있을 때는 깨어나 안정을 취하고 있을 때에 비해 칼로리 소모가 더더욱 감소합니다. 이 점은 특히 체온을 유지하는 데 중요한 점입니다. 활발히 움직일 수 없어서 칼로리를 소량밖에는 획득할 수 없는 아르마딜로의 수면 시간(17시간)이나 영양가 낮은 유칼립투스 잎사귀만을 먹는 코알라의 수면 시간(14~15시간)이 긴 것은 '수면=칼로리 소비 감소에 의한 에너지 보존설'과 잘 부합됩니다. 하지만 인간의 경우 수면 중 에너지 절약은 안정기에 비해 기껏해야 5~11%로 예상되고 있어서 그다지 크다고 할 수 없습니다.

한편 칼로리 소비가 가장 저하되는 상태로 겨울잠(동면)이 유명하다고 할 수 있겠습니다. '겨울잠'이라고 표현될 정도이기 때문에 자못 깊은 잠일 것 같지만, 그것은 착각인 듯합니다. 겨울잠에서 깨어난 동물은 장시간 계속 각성 상태에 있었던 이후처럼, 오히려 장시간 잠든다는 사실이 확인되고 있기 때문입니다. 아무래도 겨울잠은 깊은 잠과는 차이가 있는 것 같습니다.

에너지 보존설의 또 하나의 버전은 '수면=강제 안정에 의한 에너지 보존설'입니다. 커다란 동물에 비해 작은 동물들은 체중에 비해 몸의 표면적이 크기 때문에 열이 사라지기 쉬운 특징이 있습니다. 그 때문에 작은 동물일수록 기초대사율이 높아지고 있습니다. 기초대사율과 각 동물에 따른 수면 시간과의 사이에는 높은 상관관계가 발견됩니다. 또한 작은 동물일수록 체중 당 필요 칼로리와 활동에 수반되는 에너지 비용이 높다는 특징이 있습니다.

'수면=강제 안정에 의한 에너지 보존설'은 이런 특징을 근거로 하고 있습니다. 수면이 칼로리 소비량을 각 동물에 따라 적합한 '칼로리 예산' 범위 내에 담아내기 위한 리미터로서 기능한다고 생각하는 가설입니다. 체온 유지에 필요한 칼로리, 먹이로부터 섭취 가능한 칼로리, 먹이 섭취 이외에 필요한 칼로리 등은 동물의 종류에 따라, 혹은 환경에 따라 고유 범위로 정해지게 됩니다. 이것이 칼로리 예산입니다. 활발하게 활동하여 칼로리 소비량이 높아지면 졸음이 엄습해 한동안 잠들게 되고 이에 따라 칼로리가 예산 범위 내로 유지된다는 이치입니다.

하지만 에너지 보존설만으로는 각 동물별 수면 시간이 제각각인 것에 대해 절반 정도밖에 설명할 수 없습니다. 또한 진화 단계상 가까운 종끼리 수면 시간을 비교해보았을 때, 체중이나 기초대사율과 수면 시간의 관계는 별다른 의미를 갖지 않게 됩니다. 즉 에너지 보존설보다 유전자를 포함한 각 동물별 특성 쪽이 수면 시간을 보다 강하게 규정하고 있을 가능성이 높은 것입니다.

어쩌면 수면 시간이란 각 동물의 상태별 차이에 따라 개별적인 요인에 의해 결정된다고 생각하는 편이 적절할지도 모르겠습니다. 에너지 보존이 오로지 우선시되는 동물은, 특히 크기가 작은 동물 중에는 많을 겁니다. 먹이를 찾아다니기 위해 오랜 시간이 걸리는 동물들의 수면 시간은 짧아집니다. 먹이를 구하는 데 적당치 않은 시간대에 여기저기 헤매다 오히려 누군가의 먹이가 될 위험성이 커진다면, 그 동물종의 입장에서 해당 시간대에는 잠을 자며 지내는 작전이 취해지게 될 것입니다.

아밀로이드의 자각

최근 들어 수면의 역할에 관한 중대한 발견이 연이어 보고되고 있는데, 그 모든 보고가 알츠하이머병의 원인으로 추정되는 아밀로이드β단백질과 관련됩니다. 아밀로이드

β단백질이 용해되기 어려운 형태로 잘려나가 뇌 안에 축적되다 침전해버림으로써 알츠하이머병이 시작된다고 파악되고 있습니다.

우선 2009년 kang을 포함한 연구자들에 의해 쥐의 뇌 안에서 아밀로이드β단백질이 각성 시에는 쌓였다가 수면 시에 감소한다는 사실이 발견되었습니다. 더욱이 쥐의 수면을 박탈하면 아밀로이드β단백질이 저하되지 않는다는 것도 확인되었습니다. 그것이 뇌 조직에서 실제로 떨어져 나와 침전하는 것까지 알아냈습니다. 그들의 실험에서는 커다란 수조 중앙에 작고 동그란 무대처럼 생긴 공간을 설치하여, 그 위에 쥐를 올려놓고 잠을 자지 못하게 했습니다. 커다란 수조 한가운데에 있는 작은 공간에 놓이면, 몸이 젖는 것을 싫어하는 쥐는 물속에 빠질까 봐 잠을 이루지 못하게 됩니다. 쥐가 잠을 자는 시간대는 오로지 낮 시간뿐입니다. 그런 다음 낮 시간 동안 수면을 방해받았던 쥐와 야간 시간대에 수면을 방해받은 쥐를 각각 해부하여 뇌의 어느 부위에 아밀로이드β단백질이 얼마나 침전해 있는지 비교해보았습니다. 그 결과 수면 방해에 의해 뇌의 다양한 부위(후구嗅球, 이상피질梨狀皮質, 후내피질嗅內皮質, 대뇌피질大腦皮質)에서 아밀로이드β단백질의 침전이 더더욱 증가했다는 사실을 알 수 있었습니다.

인간의 경우에도 뇌척수액(뇌와 척수에 스며들어 있는 액체)의 아밀로이드β단백질 농도는 각성 상태인 낮에 높고 수면 중인 야간에 낮다는 사실을 보여주고 있습니다. 아주 최근의 일이지만, Xie 등을 비롯한 연구자들에 의하면 수면 중에는 각성 시에 비해 뇌의 실질부에서 자유롭게 척수액이 왕래할 수 있는 공간이 넓어진다는 사실, 전두엽에 아밀로이드β단백질을 주입했을 때 그 배설이 신속하다는 사실이 발견되고 있습니다.

이상을 정리해보면 아무래도 아밀로이드β단백질은 뇌가 활발히 활동하고 있는 시간, 즉 각성 시에 점차 쌓여가는 것 같습니다. 또한 뇌의 실질적인 공간 안에서 수액이 자유롭게 움직일 수 있는 공간을 넓히고 이를 통해 정체된 아밀로이드β단백질을 배설하기 위해 수면이 필요하다는 사실, 수면을 방해하면 아밀로이드β단백질이 증가해 실제로 뇌의 실질적인 부분에서 떨어져나가 침전한다는 사실, 인간의 경우에도 비슷한 현상이 일어날 가능성이 있다는 사실도 알게 되었습니다.

이상과 같은 의견을 바탕으로 영국의 과학 잡지 『네이처』에서는 2013년, 「아밀로이드의 자각」이라는 제목의 특집 기사를 게재한 적이 있습니다. 수면장애는 알츠하이머 등 신경변성질환의 조기 증상일 가능성이 있을 뿐 아니라, 수면장애가 애당초 신경변성질환을 유발시킬 수 있다는 것이 그 요지입니다.

2014년 Ooms 등의 연구에 의하면 40~60세의 정상적인 지능을 가진 사람의 경우, 수면 후 아침 시각에 수액을 살펴보면 아밀로이드β단백질의 일종인 아밀로이드β단백질 42가 수면 전에 비해 저하되어 있다고 합니다. 이 점은 앞서 소개했던 쥐를 대상으로 한 실험 결과와 동일합니다.

하지만 하룻밤 철야를 할 경우, 저하를 확인할 수 없게 된다는 사실을 알게 되었습니다. 치매의 가장 치명적인 원인 질환인 알츠하이머병에서는 뇌질환의 결과로 인해 수면장애가 오는 것으로 생각되어왔습니다. 그러던 것이 이상과 같은 연구 성과와 다양한 면역학 선행 연구를 바탕으로, 수면장애가 치매 발병의 위험 인자일 수 있는 가능성에 대해 진지하게 검토되기에 이른 것입니다.

과학연구 공장

"왜 잠을 잘까?"라는 문제에 대해 여전히 명확한 해답이 나오지 않고 있는 것이 현 상황입니다. 하지만 수면과학의 가장 중요한 수수께끼를 해명하기 위한, 새롭고 야심찬 연구 기관이 쓰쿠바筑波대학에 생겨났습니다. 국제통합수면의학과학연구기구International Institute for Integrative Sleep Medicine, 약칭 IIS(트리플 아이에스)가 바로 그곳입니다.

IIS는 '세계정상레벨 연구거점 프로그램WPI'의 하나로 2013년 발족되었습니다. WPI는 2007년부터 문부과학성 사업으로 개시되었습니다. 이곳에서 꼭 한번 연구해보고 싶다는 세계 각국 정상급 연구자들이 다수 모여든 곳입니다. 탁월한 연구 환경과 최고의 연구 수준을 자랑하는 '눈에 보이는 연구 거점' 형성을 목표로 하고 있는 기관입니다. 윤택한 연구 자금을 활용하여 세계 수면과학을 리드할 연구를 수행하겠다는 사명감을 가지고 있습니다.

이런 IIS를 이끌고 있는 연구자가 바로 야나기사와 마사시柳沢正史 교수입니다. 야나기사와 교수는 각성을 유발시키는 중요한 펩티드peptide, '오렉신orexin'의 발견자 중 한 사람입니다. 또한 오렉신의 유전자를 활성화시키지 못한 쥐가 인간의 발작성 수면의 대표질환인 '나르콜렙시narco-lepsy(기민증, 수면발작)'의 모델 동물이 된다는 사실을 발견해낸, 국제적으로 저명한 연구자입니다. 오렉신과 나르콜렙시에 대해서는 나중에 다시 설명하기로 하겠습니다.

IIIS는 이른바 '다국적 기업'입니다. 수면과학 전문가뿐만 아니라 약학 분야 권위자나 생체시계 유전자와 밀접한 관련이 있는 대사·내분비계 전문가, 유전공학 전문가 등으로 구성된 '혼성악단'이라는 특징도 있습니다. 그 가운데 야나기사와 교수가 이끄는 미래과학 공장 같은 거대한 연구실이 있습니다. 야나기사와 연구실에서는 많은 쥐(수컷)들에게 돌연변이를 일으키는 약을 투여하고 있습니다. 그리고 그 뇌파를 닥치는 대로 모조리 자동 해석하여 수면·각성에 이상을 보이는 쥐를 발견해냅니다. 낮은 확률이긴 하지만, 혹시라도 유전자에 돌연변이가 발생한 결과 수면·각성에 이상을 가진 쥐가 나타난다면, 그것을 확실하게 포착하기 위해서입니다.

매주 80마리 이상의 쥐에게 뇌파를 기록하기 위한 전극을 심어 그 수면·각성을 연속적으로 5일에 걸쳐 기록합니다. 이미 5,000마리 이상의 쥐에 관한 수면·각성의 데

이터를 얻었다고 합니다. 뇌파를 기록하기 위해 그토록 자그마한 생쥐의 뇌에 뇌파기록용 전극을 심어 넣는다는 것은 엄청난 노력과 기술, 자금을 필요로 합니다. 컴퓨터를 활용하여 그런 방대한 데이터를 실시간으로 자동적으로 해석하고, 수면·각성과 각 수면단계별 출현 양식을 밝혀낸다고 하는, 마치 SF 같은 공정이 매일 밤 전개되고 있는 것입니다. 그야말로 거대하고 미래지향적인 과학연구 공장이라고 할 수 있습니다.

한편 수면·각성에 이상이 있는 수컷 쥐를 발견해냈다면 그 쥐를 돌연변이가 없는 동종의 암컷 쥐와 만나게 합니다. 그리고 새끼가 태어나면 아버지 쥐와 마찬가지로 이상이 있는 수면·각성 패턴을 보이는 개체를 발견해냅니다. 그런 개체가 발견된다는 것은 우성 유전하는 유전자에 의해 이상이 있는 수면·각성 패턴이 프로그램화된다는 말입니다. 나아가 이상이 있는 수면·각성 패턴이 부모로부터 자식으로 50%의 확률로 전해진다는 사실을 나타내고 있습니다.

현재 5,000마리 쥐로부터 10종류의 우성 유전을 보이는 '이상 수면 쥐 가계家系'가 얻어졌다고 합니다. 이런 쥐들에게는 수면 시간이 극단적으로 긴 것, 극단적으로 짧은 것, 후술할 예정인 렘수면REM sleep(수면 중 급격한 안구 운동이 나타나는 시기-역자 주)이 발생되는 방식에 이상이 있는 것 등이 포함되어 있습니다. 현재 돌연변이가 발생한 유전자를 확정하는 연구가 진행되고 있습니다. 그런 유전자가 해명된다면 수면·각성에 어떤 역할을 하는지가 밝혀질 것이고 결국 수면·각성 메커니즘도 밝혀지겠지요.

이런 연구 방식은 초파리를 이용해 행해져왔던 '활동·휴식 리듬 연구'의 발전형이라고 말할 수 있습니다. 초파리의 경우 뇌가 미발달 상태이기 때문에 포유류처럼 뇌파에 의해 수면과 각성, 비렘수면Non-REM sleep(non-rapid eye movement sleep의 약자. 고등 척추동물이 꿈을 꾸지 않고 깊은 잠을 자는 시기-역자 주)과 렘수면을 구별할 수 없습니다. 하지만 수면·각성에 상당하는 활동·휴식 패턴에는 포유류와 동일한 서커디안리듬circadian rhythm(후술)이 발견됩니다.

초파리는 번식도 용이하고 세대교체도 빠르기 때문에 비정상적인 활동·휴식 패턴을 규정하는 유전자를 결정하는 것이 용이합니다. 행동 관측만으로 비정상적인 리듬을 나타내는 개체를 발견할 수 있기 때문에 쥐에 비하면 실험을 훨씬 수월하게 진행시킬 수 있습니다. 실제로 현재 눈부신 진보를 거듭하고 있는 생체리듬에 관한 '시계 유전자' 연구는 초파리에 의해 확정된 시계 유전자의 해명에 의거하고 있는 바가 매우 크다고 할 수 있습니다. 왜냐하면 시계 유전자는 종의 종류와 무관한 매우 보편적인 유전자이기 때문에 초파리든 포유류든 DNA레벨에서의 공통성이 지극히 높기 때문입니다. 덕분에 포유류 시계 유전자가 연이어 발견되었습니다.

하지만 수면·각성이나 렘수면 메커니즘의 경우, 초파리 실험만으로는 해명이 어렵습니다. 따라서 뇌가 충분히 진화하여 렘수면과 비렘수면을 확연히 구별할 수 있는 포유류를 대상으로 한 연구가 반드시 필요해집니다.

질적으로 다른 두 가지 수면

인간을 포함한 포유류에게는 질적으로 다른 두 종류의 수면이 있습니다. 그것이 바로 렘수면과 비렘수면입니다. 상세한 설명은 후술할 예정인 제3장 '수면을 측정한다'를 참고해주시길 바랍니다. 여기서는 각각의 수면이 가진 특

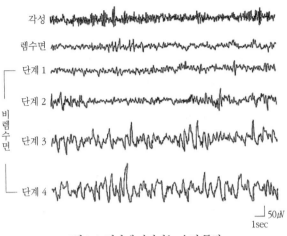

그림 1-1 뇌파에 나타나는 수면 특징

징에 대해 뇌파의 파형波形을 바탕으로 설명해보고자 합니다.

그림 1-1을 봐주시길 바랍니다. 비렘수면은 일반적인 수면입니다. 얕은 수면에서 깊은 수면에 걸쳐 네 가지 단계가 있습니다. 단계 4가 가장 깊은 수면입니다. 혼수상태의 뇌파와 비슷한, 느리고 큰 진폭의 '수면서파'라고 불리는 뇌파가 다량 나타나고 있습니다. 뇌파의 주파수가 낮고 진폭이 큰 것은 뇌의 전기 활동이 같은 시기에 이루어

지고 있다는 사실을 반영합니다. 즉 뇌 전체에서 거의 균일한 활동이 발생된다는 사실을 나타냅니다. 바꿔 말하자면 뇌의 활동이 전반적으로 저하되고 있다는 말입니다.

가장 얕은 수면인 단계 1에서는 진폭이 낮은 다양한 주파수로 구성된 뇌파가 보입니다. 이것은 뇌의 활동이 아직 충분히 저하되고 있지 않다는 것을 드러내고 있습니다. 단계 2에서는 방추상紡錘狀(중앙 부분이 두껍고 양쪽 끝이 점차 가늘어지는 패턴-역자 주) 형태의 '수면방추파'가, 단계 3에서는 단계 4 정도까지는 아니지만 '수면서파'가 뇌파에 나타납니다. 자고 있는 사람을 깨우기 위해 필요한 자극의 강도는 수면단계가 깊을수록 크다는 특징이 있습니다. 가장 깊은 수면인 단계 4일 때는 골격근에 대한 브레이크가 걸리지 않은 채, 몸을 뒤척이거나 움직이는 것이 보입니다. 막 잠이 들 무렵 아주 천천히 좌우로 진자 형태의 안구 운동이 보이는 것을 제외하면, 비렘수면의 경우 안구는 움직이지 않습니다.

한편 렘수면 시기의 뇌파는 가장 얕은 수면인 비렘수면 수면단계 1의 양상과 비슷합니다. 즉 뇌는 상당히 활발히 활동하고 있는 것입니다. 하지만 각성을 위해 필요한 자극의 강도는 비렘수면 단계 2에서 단계 3에 필적합니다. 렘수면 시기에는 감각기의 감도를 적극적으로 떨어뜨리고 있습니다. 그뿐만 아니라 골격근에도 강력한 브레이크가 작용하고 있습니다.

렘수면의 가장 큰 특징은, 그 시기에 선명하고 활발한 꿈을 꾼다는 것입니다. 또한 급격한 안구 운동이 보이는 것도 이 시기의 특징입니다. 실은 렘수면의 발견은 비렘수면보다 늦은 1953년의 일이었습니다. 한밤중이나 새벽녘, 뇌파 측면에서 보면 얕은 수면으로 보임에도 불구하고, 각성시키려면 강한 자극이 필요한, 참으로 기이한 수면 상태가 있다는 사실을 알게 되었습니다. '역설수면'이라는 명칭으로 불렸는데, 이후 바로 이 역설수면 시기에 급격한 안구 운동이 나타난다는 사실이 판명되어 Rapid Eye Movement의 앞 문자를 따서 '렘수면'이라 명명하게 된 것입니다. 그 이후 렘수면 이외의 일반적인 수면을 일괄해서 '비렘수면'이라고 부르며 두 종류의 수면을 명확히 구별하게 되었습니다. 빠른 안구의 움직임은 아기들의 경우 눈꺼풀이 얇기 때문에 육안으로 포착할 수가 있습니다. 심지어 아기들의 경우에는 수면의 약 절반(성인의 경우

_{4분의 1 정도)}이 렘수면으로 구성되어 있습니다.

인간의 경우 하룻밤의 수면은 비렘수면으로 시작됩니다. 가장 얕은 단계 1에서 단계 4로 진행되다 잠들기 시작한 지 60분에서 90분 정도 지나 최초의 렘수면 상태로 들어섭니다. 이 렘수면은 15분에서 20분 정도 계속되는 것이 특징입니다. 이것이 한 세트의 수면을 형성합니다. 그 후에는 약 90분 주기로 이런 한 세트가 4번에서 5번 반복됩니다. 하룻밤이 시작될 무렵일수록 비렘수면이라도 깊은 수면인 단계 3과 단계 4가 많이 출현하고, 아침 기상시각이 가까워질수록 렘수면의 지속시간이 길어집니다.

야간에 4, 5번 렘수면에 들어가기 때문에 그때 꾼 꿈을 기억하고 있을 것 같지만, 꿈을 꾼 후에 깊은 비렘수면으로 이행해버리기 때문에 기억하는 경우가 거의 없습니다. 한편 새벽녘에는 렘수면의 지속이 길어지고 비렘수면은 얕아지기 때문에 꿈을 기억하는 일이 많은 것입니다.

나르콜렙시

 '나르콜렙시'에 대해 설명하면 현재 진행되고 있는 수면 과학과 수면의학이 어떤 상태에 있는지 보다 잘 드러날 것입니다. 다소 전문적인 이야기이기 때문에 따라가기 혹여 벅차게 느껴질지도 모르겠으나, 잠시 함께 고민해주시길 바랍니다.

 여러분은 나르콜렙시라는 병에 대해 알고 계신지요? 계속해서 견디기 힘든 졸음이 엄습해와서 시도 때도 없이 졸아버리는 '폭풍졸음', '수면발작'과, 갑자기 일어나는 기쁨, 노여움, 놀람 따위의 급격한 정동情動에 의해 일시적으로 신체 근육에 힘이 빠지는 현상인 탈력발작Cataplexy, 즉 '정동성 탈력발작'을 주요 증상으로 하는 신기한 병입니다.

 제가 치료를 담당한 증상의 예를 소개하겠습니다. 환자는 18세의 남자 고등학생이었습니다. 병원에는 순식간에 몸의 힘이 빠져버리는 '발작' 때문에 당혹해하며 찾아왔습니다. 중학교 2학년 때부터 낮에 참기 힘든 폭풍졸음을 경험했다고 합니다. 수업 중 자꾸 졸음이 밀려왔는데 밤샘 공부 탓이려니 하고 그다지 마음에 담아두지 않았습니다.

 그런데 중학교 3학년 무렵부터 웃거나 화를 내거나 하

면 턱이 빠지는, 턱만이 아니라 무릎과 허리에 걸쳐 힘이 빠지면서 당장 그 자리에 주저앉아버리는, 정말 기이한 '발작'이 일어나게 되었습니다. 발작이 일어나 쓰러져 있을 때도 의식만은 또렷해서 주위에서 일어난 일들은 모두 기억한다고 합니다. 그런 일이 반복되다가 어느 순간 감정을 억누르면 '발작'을 상당히 경감시킬 수 있다는 사실을 깨닫게 되었는데, 그러다 보니 그렇게 감정을 억누르는 것이 차츰 버릇이 되어버렸다고 합니다. 고등학교에 진학해 농구부 주전으로 활약하게 되었는데 '무표정한 기분 나쁜 녀석'이라는 이유로 친구들 사이에서 인기가 없다고 털어놓았습니다. 덕분에 붙여진 별명은 '고르고13ゴルゴ13(딱딱한 표정의 초일류 스나이퍼로, 동명의 일본 만화에 나오는 주인공 이름-역자 주)'입니다.

수업 중 졸린 것은 물론이거니와, 클럽활동에서 미팅을 할 때나 한참 시합을 하다가 중간에 휴식을 취할 때, 심지어 시험을 볼 때조차 시도 때도 없이 졸음이 밀려와, 결국 성적이 떨어졌다고 합니다. 탈력발작을 포함한 폭풍졸음발작을 어떻게든 없애고 싶다는 간절한 마음으로 저희 병원에 찾아왔습니다.

'나르콜렙시' 환자분은 지루한 회의가 한참 진행될 때는 물론, 식사 중이나 연인과 즐거운 시간을 보낼 때, 중요한 시험을 보는 중간에도 졸음이 엄습합니다. 일반적으로 생각할 수 없는 상황에서도 졸게 되는 것입니다. 조는 시간은 10분에서 20분 사이일 경우가 많고, 눈을 뜨면 졸음이 사라져 후련해진 상쾌함이 있습니다. 그런데 2, 3시간 지나면 또다시 견딜 수 없는 졸음이 몰려옵니다. 계속해서 온종일 이어지는 졸음이 아니라 간헐적인 졸음이라고 해야 할까요.

 정동성 탈력발작은 웃거나 화가 나거나 깜짝 놀라는 등, 정동情動에 의해 유발됩니다. 가벼운 것으로는 턱이 내려가거나 신체의 일부, 예를 들어 팔이나 허리나 무릎에서 힘이 갑자기 빠지는 정도지만, 중증일 경우 그 자리에서 허물어지듯 쓰러져버립니다. 탈력의 지속은 짧아서 보통은 몇 초부터 몇 분 정도입니다. 탈력발작이 한참 진행 중인 환자는 말을 할 수 없지만 의식은 완전히 정상이라서 주위의 일들을 모두 인지하고 있으며 그것을 기억할 수도 있습니다.

 나르콜렙시 환자분들에게 자주 보이는 기타 증상으로

'수면마비'와 '입수면기의 환각'이 있습니다. 수면마비란 속된 표현으로 '가위눌림'을 말합니다. 환자분들은 잠자리에 들고 나서 얼마 안 되어, 아직 완전히 잠들지 않은 상태로 자각하고 있는 시기에, 온 몸의 힘이 빠지고 목소리도 나오지 않는 체험을 하는 경우가 있습니다. 입수면기 환각은 수면마비와 동시에 체험되는 경우도 있지만, 역시 잠자리에 들고 나서 얼마 되지 않은 시기, 아직 완전히 잠든 상태는 아니라고 자각하고 있는 시기에 체험하는 환각입니다. 모습이나 목소리는 들리지 않지만 너무나 선명하게 인기척을 느끼거나, 계단을 올라오는 발걸음 소리가 들리거나, 창문이 열린 상태로 커튼이 흔들리고 희뿌연 사람의 그림자가 소리 없이 슬며시 다가오거나, 그 사람의 그림자가 이쪽 몸을 덮쳐 목을 조르거나, 도움을 구하고자 하는 목소리가 도무지 목구멍에서 나오지 않거나 합니다. 보통은 공포감을 동반한 환각이 많은 것 같습니다. 하지만 개중에는 마법의 융단을 타고 온 세상을 여행하는 신나는 체험을 하시는 분도 계십니다.

증상이 나타나는 것은 10대인 경우가 많습니다. 하지만 일단 증상이 나타나면 그 강도나 빈도에 변동은 있을지언정, 결국 평생을 따라다니는 병입니다. 남녀의 차이는 없습니다. 1,000명에서 2,000명에 한 명 꼴로 환자가 발견된다고 추정되고 있습니다. 실제로는 좀 더 많을지도 모릅니다. 결코 드문 병은 아니지만, 그다지 널리 알려져 있지 않아서, 진단·치료를 받지 못한 채 방치된 환자분들도 적지 않으리라 생각되기 때문입니다. 집안사람 중에서 비슷한 병을 가진 분이 계시는 경우는 적다고 합니다.

'가위눌림(수면마비)'은 왜 일어날까?

신기한 증상이 많은데 이런 증상들에 대해 수면생리학 지식을 바탕으로 설명해보기로 하겠습니다. 우선 폭풍졸음의 경우, 그 원인에 대해서는 '오렉신'이라는 신경펩티드와 관련시켜가며 나중에 자세히 언급하겠습니다. 또 하나의 주요 증상인 정동성 탈력발작은 완전히 잠에서 깨어난 시기에 일어납니다. 때문에 마비가 생긴 몸을 움직일 수 없고 심지어 말조차 할 수 없는 발작을 일으켰을 때도, 주변에서 일어난 사건이나 자신의 신체 상태에 대해 또렷하게 인지하고 나중에 그것을 기억할 수 있습니다.

그렇다면 이런 마비는 무엇에 의한 것일까요. 꿈을 꾸는 수면인 렘수면의 특징을 다시금 떠올려봐 주시길 바랍니다. 렘수면 시기에는 아무리 격한 행동을 동반하는 꿈을 꾸어도 작은 꿈틀거림을 제외하고는 몸을 움직이지 않습니다. 렘수면 시기에는 전신의 골격근에 브레이크가 걸려 있기 때문입니다. 이런 브레이크가 커다란 감정의 움직임에 의해 오작동을 일으켜서 각성 시에 기능해버리는 것이 정동성 탈력발작의 정체일 거라고 추정되고 있습니다.

그렇다면 수면마비와 입수면시 환각은 어째서 일어나는 것일까요. 그림 1-2를 살펴봐 주시길 바랍니다. 정상인의 경우 앞서 언급한 것처럼 잠자리에 들고 나서 1시간에서 1시간 반 계속된 비렘수면 후에 처음으로 렘수면이 나타납니다. 그런데 '나르콜렙시' 환자의 경우 이런 렘수면이 잠든 지 얼마 되지 않은 시점에서 느닷없이 일어나버립니다. 때문에 환자분들은 깨어 있다고 자각하고 있을 때 렘수면의 골격근에 대한 브레이크와 꿈을 체험하게 됩니다. 그것이 수면마비와 입수면시 환각을 초래하는 이유입니다.

잠들고 나서 15분 이내에 출현하는 렘수면을 '입수면시

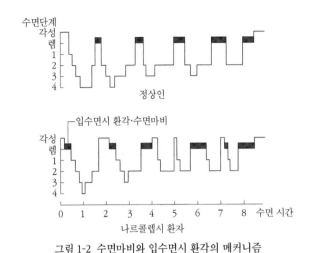

그림 1-2 수면마비와 입수면시 환각의 메커니즘

렘수면기'라고 부릅니다. 수면마비와 입수면시 환각은 '입수면시 렘수면기' 중에서도 수면을 들어가서 5분 이내에 출현하는 렘수면에 동반되는 경우가 일반적입니다.

그림 1-3은 실제로는 수면마비와 입수면시 환각이 발생했을 때의 수면 폴리그래프 기록입니다. 이 기록은 각성을 특징짓게 하는 알파파가 뇌파에 계속되는 패턴으로 시작되는데, 알파파가 사라지면 즉시 급격한 안구 운동이 시작되고 근전도筋電圖(근육의 전기적 활성을 그래프로 기록하는 과

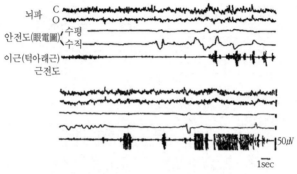

그림 1-3 수면마비와 입수면시 환각이 일어났을 때의
수면 폴리그래프 기록

정, EMG, eledromyogram-역자 주)는 꿈틀거림 없이 평탄해지
고 있습니다. 즉 수면에 들어간 후 몇 초 만에 렘수면에 돌
입하고 있는 것입니다.

독자 분들 중에서도 입수면시 환각을 경험하신 분이 계
실지도 모릅니다. 젊은이들, 특히 여성 중에는 40% 이상
의 분들이 이른바 '가위눌림'처럼 수면마비를 경험한다고
합니다. 하지만 안심하시길 바랍니다. 이런 신비한 체험
은 결코 영적인 감성이 탁월하기 때문이 아닙니다. 바로
렘수면이라는 과학용어로 설명할 수 있기 때문입니다. 특
히 수면부족이나 불규칙한 생활이 계속되고 있을 때 일어

나기 쉬우므로 조심하시길 바랍니다. 수면마비와 입수면기 환각은 렘수면 현상이며, 정동성 탈력발작도 렘수면과 밀접한 관련을 가진 증상입니다. 이런 모든 것들을 한데 묶어서 나르콜렙시의 '렘수면 관련 증상'이라고 부릅니다.

수면 시간을 확보하고 있음에도 불구하고 낮 시간 동안 지나친 졸음을 느끼고, 그와 동시에 명확하게 정동성 탈력발작이 있는 것 같다면, 그것만으로 나르콜렙시 진단을 내릴 수 있습니다. 객관적으로 졸음의 정도를 조사하는 검사로 MSLT가 있습니다. 보다 상세하게는 제3장에서 설명하겠지만, MSLT는 졸음·각성 단계를 판정하기 위한 전극을 장착하여 2시간 간격으로 낮 시간 동안 4, 5번의 오침을 취하도록 하고, 잠이 들 때까지의 시간(입수면잠복기)을 측정하는 검사입니다. 입수면잠복기의 평균 시간이 8분 이하일 경우 '지나친 졸음 가능성 있음'으로 진단합니다.

나르콜렙시 환자분들의 경우 입수면잠복기는 5분 이하인 경우가 일반적입니다. 또한 입수면시 렘수면기, 즉 수면에 들어간 후 15분 이내에 보이는 렘수면이 나타나는 것이 특징입니다. 명백한 정동성 탈력발작을 동반하지 않아도 입수면잠복기가 8분 이내이며 동시에 MSLT에서 4,

5번의 오침 가운데 2회 이상 입수면시 렘수면기가 확인된다면 나르콜렙시 확정 진단이 내려집니다. MSLT 검사 중 입수면시 렘수면기가 나타나는 환자분들의 경우, 수면마비나 입수면기 환각을 실제로 체험하고 있는 경우도 적지 않습니다.

또 하나의 무기

그런데 나르콜렙시 진단과 관련된 또 하나의 중요한 무기가 있습니다. 그것은 인간의 주요조직적합항원, 즉 림프구 혈액형HLA 중 특정한 타입HLA-DR2/DQI이 90% 이상의 환자분들에게서 양성이라는 점입니다. 이런 사실은 이미 고인이 된 혼다 유타카本多裕 박사에 의해 발견되었습니다. 단 HLA-DR2/DQI를 가진 사람은 일본인의 경우 3분의 1에 이르기 때문에 그것만으로 진단이 확정되지는 않습니다.

HLA는 이식 시 거부반응이나 면역과 매우 밀접한 관련을 가지고 있습니다. 특히 자기 몸에 존재하는 자기 자신의 물질에 대한 면역반응이 일어나는 '자가면역질환'에서는 그 개개의 질환과 특정 HLA 타입이 밀접한 관계를 가진다고 합니다. 예를 들어 대표적인 '자가면역질환'인 류마티스 관절염의 경우, HLA-DR4의 양성율은 약 70%(일반적으로는 30% 정도)까지 올라갑니다. 따라서 DR2가 환자의 90% 이상에서 양성인 나르콜렙시가 자가면역질환일 가능성은 지극히 높은데, 그러나 아직까지 그 확실한 증거는 발견되지 않았습니다. 흥미롭게도 2009년부터 2010년 사이에 유럽에서 H1N1형 돼지 인플루엔자가 유행했을 때, 그 예방 백신을 접종받은 아이들에게서 나르콜렙시 발병률이 약 10배로 높아졌다는 보고가 있습니다. 간접적으로나마 나르콜렙시와 면역 사이에 어떤 형태로든 연관이 있다는 사실을 보여주고 있습니다.

치료와 관련된 생활지도에는 규칙적인 수면·각성 습관을 지킬 것, 점심 휴식 시간에 낮잠을 잘 것 등이 있습니다. 또한 지나친 졸음에 대한 약물요법과 렘수면 관련 증상에 대한 약물요법도 있습니다. 지나친 졸음에 대해서는 중추신경 자극약물로 불리는 약물이 유효합니다. 전에는 '리탈린Ritalin'이란 상품명으로 알려진 메틸페니데이트 methylphenidate(MPH)가 주로 처방되었습니다. 아시는 분도 계시겠지만 리탈린에는 각성제와 비슷한 약효가 있습니다. 그 때문에 나르콜렙시 환자 이외의 사람들 사이에서 의존이나 남용의 문제가 제기되어 한동안 세간을 떠들썩하게 만들었습니다.

최근에는 리탈린보다 부작용이 적고 좀처럼 의존 경향이 발생하지 않는 약물Modiodal(모디오달)이 최우선 선택 약물로 처방하게 되었습니다. 리탈린은 최우선 선택 약물이 효과가 없을 경우 등록된 의사에 한해 처방을 허용하는 약물이 되어, 결국 그 처방이 격감하여 의존이나 남용 문제는 진정 국면에 접어들게 되었습니다. 그러나 한때는 리탈린 처방을 너무나 간절히 원한 나머지 나르콜렙시를 가장하여 내원하는 가짜 환자가 있었던 시절도 있습니다. 하지만 수면 폴로그래프 검사와 MSLT라는 객관적인 검사 수단이 있기 때문에 수면의료 현장이 대혼란에 빠지는 일은 없었던 것 같습니다.

오렉신과 나르콜렙시의 관계

세포 표면에는 특정 물질이나 자극을 포착하여 그 정보를 세포 안으로 전달하는 안테나 역할을 하는 구조가 있습니다. 그것을 '수용체'라고 부릅니다. 신경세포 간의 정보 전달을 처리하는 신경전달물질 수용체, 호르몬 수용체, 빛과 냄새, 미각의 수용체 등, 다양한 것들이 있습니다. 수용체는 단백질, 즉 수용체 단백질에 의해 구성되어 있습니다. 수용체 단백질은 세포막을 가로지르는 구조를 하고 있어서 세포 바깥으로 튀어나와 있는 부분이 안테나 역할을, 세포 안으로 얼굴을 집어넣은 부분이 세포 안의 다양한 장치로 정보를 전달하는 역할을 하고 있습니다.

하지만 수용체 단백질이라는 특징을 가진 단백질 중에는 포착하는 신호가 불명확한 것도 적지 않습니다. 이런 것들은 '고아 수용체orphan receptor'라고 부릅니다. 이런 것들과 결합하는 약물 중에서 의약품 후보가 발견될 가능성이 있다고 해서 약학 분야에서도 주목되고 있습니다. 수용체에는 다양한 종류가 있는데, 세포내에서 G단백질로 불리는 단백질에 정보를 전달하는 일련의 수용체는 'G-단백질 공역 수용체GPCR'라고 부릅니다. 수용체 중에서는 가장 종류가 많은 것으로, 수용체 단백질이 세포막을 7번 관통한다는 공통점이 있습니다.

야나기사와 교수를 비롯한 연구자들은 GPCR의 특징을 가진 '고아 수용체' 하나에 대해 그 시그널이 되는 생체 안의 물질을 발견해내는 데 성공했습니다. 매우 고난이도의 연구였는데 이를 통해 찾아낸 물질이 바로 '오렉신'이라는 신경펩티드였던 것입니다. 신경펩티드란 신경전달물질의 기능을 가진 펩티드를 말합니다. 펩티드는 단백질과 마찬가지로 아미노산으로 구성되지만, 단백질에 비해 작은 사이즈입니다. 따라서 오렉신을 지정하는 유전자가 있습니다. 그 유전자로부터 '프레프로 오렉신'이라는 펩티드가 만들어지고 그것이 잘려나가 오렉신A과 오렉신B라는 두 가지 펩티드가 됩니다. 양쪽 모두 신경펩티드로서의 기능을 가집니다.

오렉신은 시상하부 섭식중추 가까이에 산재된 신경세포에 특이하게 존재하고 있습니다. 또한 오렉신을 동물 뇌실 안에 투여하면 각성이 초래되고 섭식 행동이 유발됩니다. 그래서 이 펩티드는 그리스어로 식욕을 나타내는 '오렉시스orexis'에 의거하여 '오렉신orexin'이라고 명명되었습니다.

그런데 오렉신을 지정하는 유전자의 기능을 마비시킨 쥐의 경우, 갑자기 움직이지 않게 되거나 잠들기 시작한다는 사실이 발견되었습니다. 이렇게 움직이지 않는 것이 '탈력발작'에, 그리고 잠들기 시작하는 것이 '수면발작'에 상당한다는 사실을 알아차린 야나기사와 교수는, 1999년 쥐의 오렉신 유전자의 기능을 마비시키면 나르콜렙시 동물 모델이 만들어진다는 것을 저명한 과학 잡지 『셀Cell』에 발표했습니다.

한편 미국 스탠포드 대학에서는 상염색체常染色体 우성유전으로 발병하는 개(도베르만)의 나르콜렙시 가계를 보존하여 그 원인유전자를 찾아내려고 하고 있었습니다. 같은 대학 미뇨 교수와 니시노 세이지西野精治 교수는 나르콜렙시가 오렉신의 수용체 유전자 이상과 관련이 있다는 것을 밝혀내어 과학 잡지 『셀』의 같은 호에 그 내용을 발표했습니다.

그렇다면 개가 아닌 인간 나르콜렙시의 경우 오렉신과 연관된 것일까요. 나르콜렙시 동물 모델의 경우와 달리, 인간 나르콜렙시 환자에서는 오렉신을 지정하는 유전자

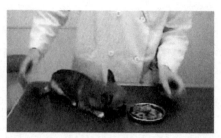

그림 1-4 맛있는 먹이를 보면 힘이 풀리고 맥이 빠져 버리는
나르콜렙시 개

나 오렉신 수용체 단백질을 지정하는 유전자 이상은 관여
하고 있지 않습니다. 그러나 니시노 교수를 비롯한 연구
자들은 정상인의 뇌척수액에서는 오렉신이 특정 수치 이
상 존재하는 데 반해 대다수의 나르콜렙시 환자분들의 뇌
척수액에서는 오렉신이 거의 검출되지 않는다는 사실을
발견해냈습니다. 뿐만 아니라 사망한 나르콜렙시 환자분
들의 뇌에서는 오렉신을 만드는 신경세포가 발견되지 않
는다는 사실도 알아내게 되었습니다.

이상을 종합적으로 생각해보면, 우선 나르콜렙시 환자
의 경우 특정한 HLA가 양성이며 동시에 백신 접종에 의
해 나르콜렙시 발병 리스크가 높아지므로, 어떤 계기에 의
해 오렉신을 만드는 신경세포만을 선택적으로 파괴하는

자기면역반응이 일어나는 것이 나르콜렙시의 원인일 가능성이 높다고 생각합니다.

그런데 스탠포드대학 나르콜렙시 개는 오렉신 수용체에 돌연변이가 있는 도베르만이었습니다. 실은 일본에도 나르콜렙시 개가 있습니다. 그림 1-4는 수의사인 도노쿠라 마사미戸野倉雅美 박사가 제공해주신 나르콜렙시 증상을 보인 치와와 사진입니다. 이 개는 평소보다 질이 좋은 도그 푸드, 즉 '멋진 디너'를 눈앞에 두면, 너무 기쁜 나머지 맥이 풀리고 힘이 빠져버립니다. 흥미롭게도 이 개에서는 척수액의 오렉신 측정 역치(생물체가 자극에 대한 반응을 일으키는 데 필요한 최소한의 자극의 세기를 나타내는 값-역자 주) 이하로 저하되어 있다는 사실이 증명되고 있습니다. 즉 인간과 동일한 질서로 나르콜렙시 증상을 보이고 있을 가능성이 높은 것입니다. 개뿐만 아니라 다른 동물에게서도 나르콜렙시가 발견되는 듯합니다. 여러분 댁에 있는 애완견은 너무 기쁠 때 맥이 풀리고 힘이 빠지는 경우가 없습니까? 주의 깊게 살펴보도록 합시다.

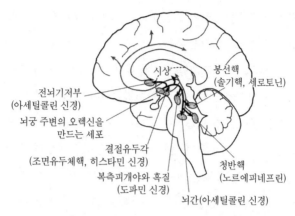

그림 1-5 오렉신을 만드는 신경세포의 범위

오렉신의 역할

오렉신을 만드는 신경세포는 자율신경, 본능, 내분비 등의 중추인 시상하부외측부에 한정적으로 존재합니다. 오렉신을 투사하는 신경세포는 그림 1-5에서 나타내는 것처럼 뇌의 광범위한 부위로 퍼져가고 있습니다. 이 점은 오렉신이 다양한 역할을 하고 있다는 사실을 시사하고 있습니다.

우선 앞서 언급했던 것처럼 오렉신을 뇌실 내에 투여하면 식욕이 늘어나고 각성 상태가 초래됩니다. 동물을 공복 상태로 만들면 오렉신 분비가 늘어나고 야간이든 주간이든 각성 시간이 늘어납니다. 이 점은 오렉신이 각성 작용을 가진다는 사실을 나타내고 있습니다. 공복 시 각성이 증가하는 것은 우리 인간들도 익히 경험하는 바이지만, 동물들 입장에서 공복 상태일 때 각성이 촉진되는 것은 먹이를 찾아 행동한다는, 그야말로 생존이 달린 중대한 의미를 가지고 있습니다. "배가 고프면 전쟁은 불가능하다"는 말이 있지만, "배가 고프면 잠을 자는 것도 불가능하다"는 것 역시 사실입니다.

그렇다면 나르콜렙시 환자분들은 오렉신이 없기 때문에 수면 시간이 늘어날까요? 실은 나르콜렙시 환자분들이 밤에 주무시는 수면의 질은 낮습니다. 앞서 언급했던 것처럼 막 잠이 들려 할 때 렘수면이 나타날 뿐만 아니라 짧은 각성 상태가 빈번히 나타나서 수면의 맥이 끊어지는 특징이 있습니다. 한편 낮 시간 동안에는 엉뚱한 순간 황당한 졸음을 초래하여 자꾸만 자기도 모르게 잠이 들어버립니다. 오렉신 결핍이 수면 시간을 늘리는 것은 아닌 것 같습니다.

오렉신의 기능에 대해 가장 신뢰받고 있는 가설은 플립

플롭 스위치 모델The flip-flop switch model입니다. 플립플롭이란 '퍼덕퍼덕(딸각딸각)'이란 음의 영어 의성어 표현인데, 장난감 비드로(긴 관이 달린 유리제 완구로, 불면 들숨과 날숨에 따라 다른 소리가 난다-편집자 주) 소리인 '삑? 뽁! 삑? 뽁!'과 비슷한 것이라 보면 됩니다. 오렉신이 부족하면 수면과 각성 모두 안정적으로 출현하지 않기 때문에 '삑? 뽁! 삑? 뽁!'하고 졸음과 각성이 번갈아가며 반복되기 쉬워진다는 가설입니다.

또한 정동의 흥분은 오렉신 신경을 흥분시켜 각성을 초래하는데, 오렉신이 결여된 나르콜렙시 환자 중에는 정동 흥분에 의한 각성이 보이지 않는, 즉 완전히 엉뚱한 순간에도 잠에 빠져버리는 경우가 일어납니다. 하지만 이런 가설로도 정동성 탈력발작의 메커니즘까지는 효과적으로 설명할 수 없습니다. 입수면시 렘수면기에 대해서는 렘수면각성, 비렘수면 등 세 가지가 상호 이행되기 쉬워진다고 생각하면 이해가 용이할지도 모르겠습니다.

2014년 후반기에 이르러 일본에서는 다른 어느 나라보다 앞질러 오렉신 수용체를 차단하는 약물(이런 작용을 가진 약물을 '안타고니스트antagonist(길항물질)'라고 부릅니다)이 수면제로 발매되었습니다. 현재 널리 쓰이는 범용 약품으로 취급되는 수면제에는 벤조디아제핀 계열과 비벤조디아제핀 계열의 두 종류가 있습니다. 많든 적든 가바GABA와 관련 있는 약입니다. 벤조디아제핀은 가바의 작용을 증강하는 약물입니다. 가바는 수면중추에서 활동할 뿐만 아니라 불안을 경감시키는 작용, 긴장감을 저하시키는 작용(근이완 작용), 기억을 방해하는 작용(건망 작용) 등 다양한 작용을 하는 신경전달물질입니다. 최면 작용뿐만 아니라 신경안정제 비슷한 작용도 합니다. 하지만 근이완 작용에 의해 몸이 휘청거리거나 넘어지게 만드는 경우도 있습니다. '건망 작용'으로 인해 기억에 장애를 초래할 리스크도 있습니다. 신경안정제 비슷한 작용은 환자분들에 따라서는 바람직한 작용이지만, 한편으로는 자칫 약물에 대한 의존으로도 이어질 우려가 있습니다.

한편 오렉신의 '안타고니스트'는 불안감이나 근육 긴장에는 듣지 않으며, 오렉신 활동을 억제하여 수면을 유도하기 때문에, 극적인 효과는 기대할 수 없으나 의존 리스크가 적을 것으로 예상되고 있습니다. 나르콜렙시 치료제인 리탈린은 의존을 유발시키기 쉬운 약물이지만, 나르콜렙시 환자분들 중에는 리탈린에 대한 의존이나 남용은 거의 일어나지 않는다는 사실이 알려져 있습니다. 오렉신이 의존과 연관된 신경회로인 뇌내보수계脳内報酬系를 활성화시키는 작용을 하는 것이 그 이유라고 추정되고 있습니다. 따라서 오렉신의 안타고니스트는 그런 의미에서도 의존을 형성하기 어려운 약물이라고 말할 수 있습니다. 오렉신의 안타고니스트는 새로운 작용 질서를 가진 수면제로 세계에서 가장 먼저 일본에서 발매된 것입니다. 따라서 그 프로필이나 유효성·안전성에 관한 증명을 어떻게 축적해가야 할지가 금후의 과제입니다. 그 외의 수면제로 송과체에서 분비되는 호르몬의 일종, 멜라토닌의 수용체 작동제도 일본에서는 발매되고 있습니다. 드라마틱한 효과는 없지만 부작용은 매우 적은 것으로 알려져 있습니다.

사람들은 왜 잠을 잘까요? 그에 대한 답변은 여전히 불명확합니다. 하지만 최근에 이르러 수면의 수수께끼를 밝혀낼 새로운 사실들이 속속 발견되고 있습니다. 이전 세기 후반부에 발견된 '나르콜렙시의 수수께끼에 대한 해명과 오렉신과의 관계'에 관한 발견은 그 효시라고 말할 수 있을 것입니다. 수면중 뇌실질내intra-axial의 '수로'가 열려, 각성시 정체된 아밀로이드 단백질 등 노폐물이 배설된다는 발견은 수면의 새로운 역할에 대한 해명과 장래의 알츠하이머 치료 전략 개발과 관련하여 매우 중요합니다. 나아가 수면의 수수께끼를 해명하기 위해 세워진 IIIS가 거액의 자금과 우수한 인재를 결집하여 이런 수수께끼들에 대한 해명에 적극 임하고 있다는 것도 매우 희망적인 뉴스입니다. 나중에 상세히 해설하겠지만 양질의 수면을 취하는 것은 우울증뿐만 아니라 메타볼릭 증후군(대사증후군)이나 순환기질환의 예방과 치료에도 중요합니다. 수면의 수수께끼에 대한 해명은 과학적으로 매력적인 테마일뿐만 아니라, 우리들의 심신의 건강을 지키기 위해서도 매우 중요한 과제라고 할 수 있습니다.

제2장
잠을 못자면 어떻게 될까?

잠을 못자면 죽을까?

수주일간에 걸쳐 수면을 박탈하는 실험이 있습니다. 그림 2-1에서 나타내는 것처럼 두 마리의 쥐를 회전 테이블 위에서 사육합니다. 양쪽에 있는 쥐의 뇌파를 기록하고 한쪽 쥐가 잠들면 테이블이 돌아가기 시작합니다. 계속 자고 있으면 한쪽의 쥐는 테이블 밑으로 떨어져 버립니다. 거기에는 물을 가득 담은 수조가 있습니다. 쥐는 물에 몸이 젖는 것을 싫어하기 때문에 회전 테이블이 돌아가면 그 즉시 눈을 뜨도록 학습합니다. 눈을 뜨면 뇌파로 알 수 있기 때문에 테이블 회전은 정지됩니다. 상대편에 있던 쥐가 잠을 자도 테이블은 돌아가지 않습니다. 덕분에 수면을 방해받지 않도록 하는 장치입니다. 먹이와 물은 자유롭게 먹을 수 있도록 설정되어 있습니다.

이처럼 두 마리의 쥐를 동일한 환경에 놓고 한쪽에 있는 쥐만 장기간에 걸쳐 수면을 방해하는 것입니다. 이런 방법에 의해 수면을 방해받은 쥐는 점점 야위어가고 털도 더부룩해지며 앙상해지더니 2~3주간 만에 죽어버립니다. 한편 상대편에 있던 쥐에게는 아무런 변화도 나타나지 않습니다. 그동안 수면을 방해받은 쥐는 먹이를 먹는 양이

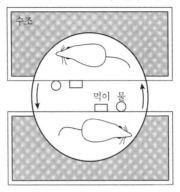

아크릴 수조 둘레

그림 2-1 쥐를 이용한 수면억제 실험(Rechtschaffen, 1989)

늘어나다 최종적으로는 종래보다 두 배의 양을 먹는데도 불구하고 체중은 점점 감소해갑니다. 죽기 직전에는 체온이 낮아지는데, 이것이 바로 이른바 '귀환 불능 지점point of no return'의 신호입니다. 체온이 낮아지기 전이라면 잠을 재우는 것만으로 원래 상태를 완전히 회복하지만, 체온이 내려가기 시작하면 잠을 재워도 이미 목숨을 구할 수 없습니다. 또한 죽은 쥐를 해부해도 사인을 특정할 수 없다는 커다란 수수께끼가 남습니다.

수면억제 실험 장치

사람의 경우 100시간 정도의 수면억제만 가능합니다. 수면억제가 72시간을 넘으면 헛것이 보이고 헛것이 들리는 환시나 환청, 자신을 함정에 빠뜨리려는 시도가 주변에서 획책되고 있다는 망상 등, 정신병 증상이 나타나기 시작합니다. 하지만 이런 증상은 하룻밤 잠을 자는 것만으로 씻은 듯이 개선됩니다.

그런데 인간에게는 조금도 잠들 수 없다는 이상한 병이 있습니다. '치사성 가족성 불면증FFI(Fatal Familial Insomnia)'이라는 병입니다. 이탈리아의 명문가에서 처음으로 발견되었습니다. 우성 유전하는 병으로 중년기 불면증으로 시작됩니다. 점차 한숨도 이루지 못하게 되었다가, 증상이 시작된 후 7개월에서 32개월 만에 사망합니다. 이 병은 광우병이나 크로이츠펠트 야콥병 등과 마찬가지로 프리온 단백질 이상으로 생깁니다. 하지만 치사성 가족성 불면증은 음식물 등을 매개로 병원성의 프리온 단백질이 외부로부터 들어와 생기는 병이 아니라, 해당 가계에 전해지는 프리온 유전자 이상에 의해 생기는 유전병입니다. 참고로 인간을 포함한 동물들은 모두 프리온 유전자를 가지고 있는데, 프리온의 역할은 여전히 밝혀지지 않고 있습니다.

또한 치사성 가족성 불면증 환자분들이 사망하는 이유도 여전히 의문입니다. 인간에게 발견되는 광우병이라고도 불리는 크로이츠펠트 야콥병에서는 뇌 전체가 손상되어 스폰지 상태가 되어버리는데, 치사성 가족성 불면증에서는 뇌의 일부(시상의 전핵이나 배내측핵이라는 부분)에 병변이 보일 뿐입니다. 다른 장기에도 사인이 될 만한 특정한 이상은 인정되지 않습니다. 그래서 앞서 나온 쥐의 수면억제 실험과 마찬가지로 수면을 취할 수 없게 되는 것이 사인과 연관되어 있을 가능성을 상정하는 연구자도 있습니다. 이 점은 전장에 나오는 "왜 잠을 잘까?"와 관련 있는 것으로 보입니다. 이런 신기한 병에 대해서는 『잠들지 못하는 일족The Family That Couldn't Sleep』이라는 책에서 상세히 소개되고 있습니다.

수면부족은 생활습관병의 리스크

일상에서 자주 볼 수 있는 정도의 수면부족이라도 몸과 마음에 큰 영향을 끼칩니다. "잠들지 못해도 누워 있는 것만으로 휴식을 취할 수 있다"라는 말도 종종 듣는데, 과연 맞는 말일까요. 우리들도 그것을 확인할 실험을 해보았습니다. 건강한 젊은이를 어둡고 조용한 방에서 하루 저녁 누워 있게 한 후 자도록 허락한 경우와, 누워는 있으되 잠들지 못하게 한 경우로 나누어보았습니다. 그리고 다음 날 각각의 경우에 대해 혈압과 교감신경 관계를 비교해보았습니다. 누워 있으면서도 밤새 잠을 이루지 못하는 것은 매우 힘든 노릇이기 때문에, 텔레비전 화면으로 선정적이지 않은 화면을 감상하는 것은 허락했습니다. 또한 친구들을 주변에 불러 모아 졸리면 노래를 부르게 하거나 이야기를 시키게 하는 등, 왕 대접을 한 상태로 즐겁게 철야를 하도록 해주었습니다. 다음 날 아침 스트레스 호르몬인 코르티솔Cortisol을 측정하였는데, 상승해 있지 않다는 것을 확인했습니다.

이것은 스트레스를 최소한으로 억제시킨 상태에서의 수면억제 실험입니다. 그런데 다음 날 아침 혈압의 최종 결과는 수면을 취한 다음 날 아침의 그것과 비교해서 10mmHg 이상 높아졌습니다. 이 결과는 적어도 교감신경의 휴식은 누워서 안정을 취하는 것만으로는 얻을 수 없다는 사실을 보여주고 있습니다.

최근 고혈압 치료의 목표는 낮에 혈압을 정상적으로 유지하는 것만이 아니라, 야간에도 혈압을 주간보다 내리는 것에 중점을 두는 쪽으로 가고 있습니다. 생리적으로는 야간 수면 중 혈압은 주간에 비해 내려갑니다. 야간 혈압의 하강도가 낮 시간 동안의 혈압에 비해 10% 미만의 것을 '야간 혈압이 떨어지지 않는 사람non-dipper(야간 고혈압)'이라고 부릅니다. 야간 고혈압의 치료가 어째서 중요한가 하면, 주간 혈압이 정상적으로 유지되어도 야간 혈압 저하가 충분히 일어나지 않는 사람에게는 심장질환이나 뇌졸중 발생 리스크가 줄어들지 않는다는 사실이 분명해졌기 때문입니다.

야간 고혈압이 자주 보이는 원인의 하나로 '폐쇄성 수면 무호흡 증후군OSAS'이 있습니다. OSAS란 평소 호흡에는 이상이 보이지 않는데, 수면 중 계속해서 상기도가 폐쇄되어, 10초 이상 지속되는 호흡의 휴지가 일어나는 증상입니다.

수면 중 상기도 폐쇄는 비만이신 분이나 아래턱이 작은 분, 아데노이드나 편도선이 부어 있는 분들에게 보이는 경

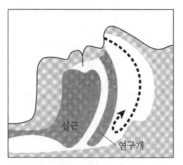

그림 2-2 폐쇄성 수면 무호흡 증후군(OSAS)의 모식도

우가 많습니다. 이런 요인들은 모두 호흡이 지나가는 길인 상기도를 좁게 만듭니다. 또한 상기도를 넓히는 근육의 힘도 약해집니다. 좁은 상기도를 통해 호흡을 유지하기 위해서는 강한 힘으로 공기를 들이킬 필요가 있습니다. 좁은 관을 통해 대량의 공기가 움직이기 때문에 공기의 흐름에 난류가 생깁니다. 이런 난류가 상기도 주변 연부 조직을 진동시켜 소리, 요컨대 코골이를 발생시킵니다.

수면 중 OSAS 환자분에게 보이는 좁고 힘없는 상기도는 부드럽고 가느다란 빨대에 비유할 수 있겠지요. 부드럽고 가느다란 빨대로 예를 들어 밀크셰이크 같은 음료수를 단숨에 마시려고 한다면 어떻게 될까요. 빨대는 납작해지고 밀크셰이크를 마실 수 없게 되어버리겠지요. 이것이 환자분의 상기도에서 일어나는 상기도 허탈, 혹은 상기도 폐쇄입니다.

이처럼 OSAS 환자분의 경우 수면 시 혀나 기도 주변 연부 조직이 이완되며 하강하여 호흡 시 음압에 의해 상기도가 폐쇄되어버립니다. 공기의 흐름이 멈추기 때문에 코골이도 멈춥니다. 그래도 환자분은 호흡 운동을 계속합니다. 그러면 가슴과 배가 시소 운동처럼 상호 부풀어지거나 납작해지기를 반복합니다. 결국 각성 반응이 일어나고 그 덕분에 상기도를 여는 근육이 기능을 회복하여 상기도가 개방됩니다. "크흑!" 하는 소리에 이어, 엄청난 소리의 코골이가 한동안 반복된 후, 환자분이 다시금 잠에 빠져들면 상기도가 또 폐쇄되어 다시금 코골이와 호흡이 정지됩니다. 이런 과정이 반복되는 것이 OSAS의 특징입니다.

각성 반응은 수면을 중단시키기 때문에 OSAS 환자분의 수면은 계속 중단되며 깊은 잠을 이룰 수 없습니다. 그 결과 환자분은 충분한 수면 시간을 확보해도 다음 날 낮에 졸음을 느끼게 되는 것입니다. 이런 각성 반응은 수면을 중단시키고 다음 날 낮 시간 동안 졸음을 불러일으킨다는 점에서 분명 악당임에는 틀림없습니다. 하지만 만약 그런 각성 반응이 없다면, 자칫 호흡이 다시 시작되지 않아 환자분은 영원히 잠들어버릴 수도 있습니다. 목숨을 지킨다는 측면에서 보자면 이런 각성 반응은 훌륭한 아군입니다.

그런데 여러분은 신칸센 운전사가 운전 중 깜박 졸아 오카야마岡山 역에 정차할 때 오버런했던 사건을 기억하고 계시나요. 2003년의 일입니다. 훗날 이 운전사가 OSAS을 앓고 있었던 것이 드러나 OSAS는 각광을 받게 되었습니다. 그 결과 OSAS의 인지도가 높아져, 그 진단이나 치료가 급속히 보급되기 시작했습니다. 수면의료 현장에서는 그 사고가 보도된 날짜를 따서 '2·26 사건'이라는 별명이 붙어 있습니다. OSAS는 엄청난 코골이와 낮 시간 동안 졸음을 일으키는 병입니다. 뚱보에 엄청나게 코를 골아대며 금방 낮잠을 자는 '태평한 아버님'이라는 유머러스한 이미지가 떠오를지도 모르지만, 교통사고·산업사고의 위험이 뒤따르는, 결코 얕볼 수 없는 병인 것입니다.

조금 옆길로 샜습니다. OSAS는 야간 고혈압의 원인이 된다는 이야기였습니다. 여기서 그림 2-3을 살펴봐 주시길 바랍니다. 이 그림은 OSAS 환자분의 환기와 호흡 운

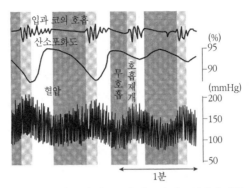

입과 코의 호흡

산소포화도

혈압

무호흡

호흡재개

(%)
95
90

(mmHg)
200
150
100
50

1분

그림 2-3 OSAS 환자의 수면 시 무호흡에 동반되는 혈압의 변동

동, 동맥혈의 산소포화도, 동맥혈압을 야간에 연속 기록한
것입니다. 호흡이 멈추고 다시 재개되는 과정을 반복하고
있습니다. 그림에는 드러나 있지 않지만, 호흡이 멈춰지
고 있을 동안에도 가슴과 배에는 호흡 운동이 보이고 있습
니다. 이것이 상기도 폐쇄를 나타내고 있습니다. 호흡이
멈춰 있을 때에는 산소포화도가 저하됩니다.

주목할 점은 혈압입니다. 호흡이 재개되었을 때 거듭해
서 혈압이 40~50mmHg나 상승하고 있지 않습니까? 이것
이 OSAS 야간 고혈압의 요인입니다. 오히려 수면 중 반복
적으로 고혈압이 일어나게 되기 때문에 낮보다 야간에 수

면 중 혈압이 올라가버리는 OSAS 환자분들도 많습니다. 신체에 매우 악영향이 있을 것 같네요. 사실 중증 OSAS는 수명을 단축시키고 고혈압뿐만 아니라 협심증, 심근경색, 뇌졸중 발병의 위험 인자가 된다고 합니다.

그렇다면 왜 무호흡이 끝난 후에 혈압이 이렇게 올라가버리는 것일까요? 그런 현상에는 복수의 요인들이 관여하고 있는데, 각성 반응도 큰 역할을 하고 있습니다. 이 점을 드러내는 실험에 대해 소개하고자 합니다.

수면과 혈압과의 관계

그림 2-4를 봐주시길 바랍니다. 우리들은 하지말초신경(비골신경)에 극히 가느다란 텅스텐 바늘전극을 꽂고 골격근 안에 있는 동맥의 수축을 관장하는 교감신경 활동(근교감신경 활동 MSNA)을 연속적으로 기록하는 실험을 실시해왔습니다. MSNA은 깨어 있을 때에 비해 수면이 깊어질수록 그 활동이 저하됩니다. 예외는 꿈을 꾸는 수면인 렘수면입니다. 렘수면 시에는 각성 시와 다르지 않은 활발한 활동이 관측됩니다. 아울러 OSAS에서는 수면에 동반되는

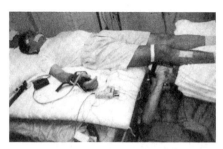

그림 2-4 근교감신경 활동 기록

MSNA의 저하가 일어나지 않는다는 점도 관측되고 있습니다.

다음으로 건강한 사람을 대상으로 잠을 자고 있을 때 음(音)의 자극을 부여하고 MSNA 등에 어떤 변화가 일어나는지 조사해보았습니다. 깨어 있을 때 음의 자극을 부여해도 MSNA에는 아무런 변화도 없으며 혈압도 안정적입니다. 하지만 수면 중 음의 자극을 주면 뇌파에 각성 반응이 일어날 뿐만 아니라 MSNA의 활발한 활동이 유발됩니다. 아울러 혈압은 일시적으로 30~50mmHg나 상승합니다. 병원 당직실에서 자고 있을 때 전화벨이 울려 화들짝 일어나면 가슴이 두근거리고 맥박이 빠르게 뛰는 경우가 있는데, 그 원인이 바로 이것입니다. 혈압이 이렇게 올라갔다니,

실로 놀랍습니다. 한밤중의 무언전화가 범죄에 준하는 것일 수 있다는 이유를 충분히 납득할 수 있었던 실험이었습니다.

OSAS 환자분들 중에는 호흡 재개 시 각성 반응이 일어나기 때문에 건강한 사람에게 음 자극을 주어 각성 반응을 일으키는 경우와 마찬가지로 MSNA의 현저한 반응과 혈압 상승이 일어나는 것이겠지요. 또한 OSAS 환자분들의 경우 그 순간 산소 부족 상태에 빠지기 때문에 심장을 비롯한 신체 전반에 악영향이 훨씬 클 거라고 생각됩니다.

한편 OSAS 이외에서도 수면을 방해하는 자극이 될 병의 증상으로 '하지불안증후군RLS(restless legs syndrome)' 등 몇몇 가지가 있는데, 그런 것들도 각성 반응을 매개로 건강에 악영향을 미칠 것이 예상됩니다. 편안한 수면은 생리적인 야간 혈압 저하가 이루어지기 위해 필수적입니다.

건강한 젊은이의 수면을 4일간 4시간으로 제한하는 것만으로 내당능(인슐린에 의한 혈당 저하 효율)이 70대 고령자 수준으로 저하되고 있습니다. 또한 수면 시간을 줄이지 않아도 잠자고 있는 건강한 사람에게 각성시키지 않을 정도의 음의 자극을 부여하며 깊은 수면을 방해하는 것만으

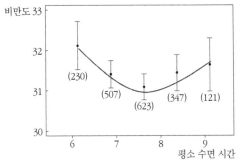

그림 2-5 평소 수면 시간과 비만도와의 관계. ( ) 안은 사람 수

로 이런 내당능 저하가 발생합니다. 수면에 따라서는 그 길이만이 아니라 수면의 안정성과 질도 중요한 것입니다.

마찬가지로 건강한 젊은이의 수면을 4일간 4시간으로 제한하자 지방 조직에서 분비되는 호르몬으로 포만감의 시그널로 기능하는 렙틴은 하루 종일 낮은 수치가 됩니다. 반대로 위에서 분비되며 공복감을 느끼게 해주는 시그널로 기능하는 그렐린 호르몬은 하루 종일 높은 수치를 유지합니다. 그 결과 하루 종일 공복감과 식욕이 증가하게 됩니다. 따라서 수면부족은 비만의 근본적 원인이 될 가능성이 높습니다. 다이어트에 도전한다면 반드시 수면부족을 삼가해주시길 바랍니다. 수면부족 상태로 다이어트에 도전하면 체중은 줄어도 지방은 별반 줄어들지 않고 오로지 근육만 줄어든다는 실험결과도 있습니다.

그림 2-5처럼 비만 및 비만과 관련 깊은 당뇨병은 양쪽 모두 '평소 수면 시간'과의 사이에 U자형 관계가 있습니다. 요컨대 7~8시간 자는 사람의 비만 정도, 당뇨병 발생 리스크, 콜레스테롤, 중성지방 수치는 최저이며, 수면 시간이 그보다 짧거나 긴 사람은 수치가 높아지게 됩니다. 특히 5시간 이하의 수면에서는 그 영향이 큰 것 같습니다.

수면 시간만이 아니라, 올빼미형·새벽형 생활습관도 비만이나 혈당 컨트롤, 고지혈증과 관련된 것으로 보입니다. 최근 보고에 의하면 올빼미형 인간은 저녁식사 시각이 늦어 보다 다량의 칼로리를 섭취하고, 비만과 고지혈증, 양질의 콜레스테롤 저하가 일어나기 쉽다는 사실을 알 수 있습니다.

생활습관병의 또 하나의 중요한 축인 고혈압도 수면부족의 영향을 받습니다. 그림 2-6을 살펴봐 주십시오. 요코하마橫浜시립대학의 도치쿠보栃久保 선생님은 마치 야근을 하는 것처럼 취침시간을 평소보다 4시간 늦추면, 늦어진 취침까지의 4시간 동안 혈압이 상승할 뿐만 아니라 다

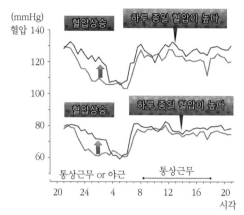

그림 2-6 마치 야근을 하는 것처럼 취침 시간을 4시간 늦추면 평소 대로 기상했을 때에 비해 혈압이 오를 뿐 아니라 다음 날 아침 혈압 도 하루 종일 높아진다 (Tochikubo, 1996)

음 날에도 하루 종일 혈압이 상승해버린다는 사실을 보고 하고 있습니다. 또한 혈압과 평소 수면 시간과의 사이에 도, 비만에서 보이는 U자형 관계가 있습니다.

수면부족은 비만이나 당뇨병과 고지혈증, 고혈압의 위 험 인자라고 말할 수 있습니다.

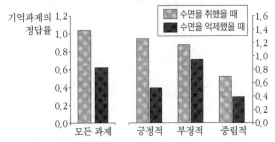

그림 2-7 수면을 취한 날 저녁과 하룻밤 철야한 저녁에 부여된 기억 과제의 이틀 후 정답률 (Walker, 2009)

부정적 사고의 함정

수면부족은 기분이나 감정에도 커다란 영향을 끼칩니다. 그림 2-7을 봐주시길 바랍니다. 건강한 사람을 하룻밤 철야시켰을 때와 잠을 자게 했을 때의 기억검사 성적을 비교한 캘리포니아 버클리대학 워커 교수의 연구가 있습니다. 저녁에 과제가 될 단어를 암기시키고 그 후 이틀간 충분히 잠을 자게 한 후 얼마만큼 기억하고 있는지를 조사합니다. 철야 후 기억을 시키면 언어 재생 성적이 내려가는데, 그 내려가는 방식이 재미있습니다. 좋은 것(긍정적)은 잊어버리고 아무래도 상관없는 것(중립적)도 잊어버리는

데, 나쁜 것(부정적)은 잊어버리지 않는다는 결과가 나타났습니다.

또한 건강한 사람을 대상으로 한 실험에 의하면, 하룻밤 철야하면 전두전야의 활동이 떨어지고, 그 결과 전두전야가 평소 억제하고 있는 편도체의 활동을 억제할 수 없게 된다는 것을 알 수 있습니다. 편도체는 불쾌한 정동의 중추라고 간주되는 뇌 부위입니다. 요컨대 수면부족이 되면 불쾌한 정동을 억누르기 어렵게 된다는 말입니다.

저희들처럼 병원에서 근무하는 의사들에게는 당직근무가 있습니다. 당직근무 중에는 급한 질환이나 입원환자 중 중증인 사람, 병의 상태가 급변하는 환자들에 대한 대응이 필요합니다. 때문에 당직의사의 수면은 상당히 억제됩니다. 운이 좋으면 평소처럼 수면을 취할 수 있기도 하지만, 평상시 수면 시간에 비해 2, 3시간 짧은 것이 보통입니다. 운이 나쁘면 2, 3시간 잠깐 쪽잠을 자는 것이 고작인 경우도 있습니다. 당직의사의 '근무 전 우울함' 득점을 '근무 후 우울함' 득점과 비교한 사우디아라비아의 왈리 선생님의 연구에 의하면, 그림 2-8처럼 수면이 부족해짐에 따라 우울함 득점은 커진다는 점, 요컨대 의사가 우

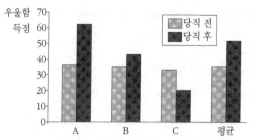

그림 2-8 당직근무 전후의 우울함 득점 변화를 보이는 그래프
(Wali, 2013)

울해지게 된다는 것을 알 수 있습니다.

　당직근무 전의 우울함 득점은 A, B, C 모두 차이가 보이
지 않지만, 당직 후 득점은 수면이 억제된 A와 B에서 높다
는 것을 알 수 있습니다. 특히 A의 당직 후 우울함 득점은
현저히 높아서, 이 당직의사는 아마도 기분이 상당히 나쁠
거라고 상상이 됩니다. 한편 C의 당직의사는 당직 후 오히
려 점수가 낮아지고 있습니다. 근무가 끝난 후 "오늘은 잘
수 있었네"라고 느낀 탓일까요.

　이상과 같이 장기간에 걸쳐 수면을 취하지 못하게 되면
생명에 지장을 줄 가능성이 있습니다. 수면부족은 대표적
인 생활습관병이라고 할 수 있는 비만, 고혈압, 당뇨병, 고

지혈증의 위험 인자입니다. 수면부족으로 인해 불쾌한 정동에 관련된 것만이 기억에 남기 쉽고, 또한 불쾌한 정동이 활성화되기 쉬워집니다. 수면부족은 몸과 마음의 건강에 악영향을 끼친다고 말할 수 있을 겁니다.

제3장
수면을 측정한다

수면의 지표

이 장은 조금 지루해서 읽다가 졸리실지도 모르겠습니다. 조금 전문적인 이야기가 나오기 시작하므로, 이 부분은 읽지 않으시고 다음 부분으로 넘어가서도 무방합니다. 하지만 좀 더 깊이 있게 수면에 대해 알고 싶으시다면 잠시 인내심을 가지고 저와 함께 해주시길 바랍니다.

여러분은 본인의 수면에 대해 어떤 말로 표현하십니까? "그저 그랬다", "어젯밤에는 잠을 푹 자지 못했다", "조금 선잠을 잤다", "잠이 오지 않아 고생했다", "구급차 사이렌 소리에 눈이 떠지는 바람에 잠을 이루지 못했다", "평소보다 빨리 눈이 떠져 버렸다" 등 다양한 답변이 있을 겁니다. 이런 답변들은 양질의 수면과 그렇지 못한 수면을 나타내는 주관적인 표현으로 잠에 대한 '정성적 지표'라고 말할 수 있습니다.

이에 반해 수면을 수치로 표현하는 경우도 있습니다. "잠들 때까지 어느 정도 시간이 걸렸습니까?", "한밤중 몇 번 잠에서 깼습니까?", "이불 속에서 잠들지 못한 채 있었던 시간은 어느 정도였습니까?", "마지막으로 눈을 뜬 것은 몇 시경입니까?", "침대에서 나온 것은 몇 시경이었습

표 3-1 피츠버그의 수면 질문표. 첫 번째 표가 질문 항목이고 두 번째 표가 채점 방법. 종합득점은 0~21점. 5점 이상은 어떤 형태로든 수면장애가 있다고 판단된다.

과거 1개월간 당신의 통상적인 수면 습관에 대해 질문하겠습니다.
과거 1개월간 대부분의 낮과 밤을 고려하여 이하의 모든 질문 항목에 가능한 한 정확하게 답변해주십시오.

질문 1 과거 1개월간 통상적으로 몇 시경 잠자리에 들었습니까?

취침시각 (1. 오전 2. 오후)   시   분경

질문 2 과거 1개월간 잠자리에 들고 나서 잠들 때까지 어느 정도 시간이 필요했습니까?

약   분

질문 3 과거 1개월간 통상 몇 시경 기상했습니까?

기상시각 (1. 오전 2. 오후)   시   분경

질문 4 과거 1개월간 실제 수면 시간은 몇 시간 정도였습니까? 이것은 당신이 잠자리에 있었던 시간과는 다를 경우가 있을지도 모릅니다.

수면 시간   1일 평균   약   시간   분

과거 1개월간 어느 정도의 빈도로 이하의 이유 때문에 수면이 곤란했습니까? 가장 해당되는 한 가지에 ○표시를 해주십시오.

질문 5a 잠자리에 들고 나서 30분 이내에 잠들지 못했기 때문에.

0. 없음	1. 1주일간 1회 미만
2. 1주일간 1~2회	3. 1주일간 3회 이상

질문 5b 야간 혹은 이른 새벽 눈을 떠버렸기 때문에.

0. 없음	1. 1주일간 1회 미만
2. 1주일간 1~2회	3. 1주일간 3회 이상

질문 5c 화장실에 가고 싶어서 일어났기 때문에.

0. 없음	1. 1주일간 1회 미만
2. 1주일간 1~2회	3. 1주일간 3회 이상

질문 5d 가슴이 답답해서.

0. 없음	1. 1주일간 1회 미만
2. 1주일간 1~2회	3. 1주일간 3회 이상

질문 5e 기침이 나오거나 크게 코를 골아버려서.

0. 없음	1. 1주일간 1회 미만
2. 1주일간 1~2회	3. 1주일간 3회 이상

질문 5f 매우 춥다고 느꼈기 때문에.

0. 없음	1. 1주일간 1회 미만
2. 1주일간 1~2회	3. 1주일간 3회 이상

질문 5g 너무 덥다고 느꼈기 때문에.

0. 없음	1. 1주일간 1회 미만
2. 1주일간 1~2회	3. 1주일간 3회 이상

질문 5h 나쁜 꿈을 꾸어서.

0. 없음	1. 1주일간 1회 미만
2. 1주일간 1~2회	3. 1주일간 3회 이상

질문 5i 통증이 있어서.

0. 없음	1. 1주일간 1회 미만
2. 1주일간 1~2회	3. 1주일간 3회 이상

질문 5j 상기 이외의 이유가 있다면 다음 공백에 기재해주십시오.

【이유】

그런 것들 때문에 과거 1개월간 어느 정도의 빈도로 수면
이 곤란했습니까?

0. 없음	1. 1주일간 1회 미만
2. 1주일간 1~2회	3. 1주일간 3회 이상

질문 6 과거 1개월간 자신의 수면의 질을 전체적으로 어떻게 평가합니까?

0. 매우 좋음	1. 대체로 좋음
2. 대체로 나쁨	3. 매우 나쁨

질문 7 과거 1개월간 어느 정도의 빈도로 잠들기 위해 약을 복용했습니까?
(의사로부터 처방받은 약, 혹은 약국에서 산 약)

0. 없음	1. 1주일간 1회 미만
2. 1주일간 1~2회	3. 1주일간 3회 이상

질문 8 과거 1개월간 어느 정도의 빈도로 운전 중이나 식사 중이나 사회활
동 중 등, 잠들어서는 안 될 때 잠들어버려 곤란했던 경우가 있었습
니까?

0. 없음	1. 1주일간 1회 미만
2. 1주일간 1~2회	3. 1주일간 3회 이상

질문 9 과거 1개월간 어떤 일을 다 끝마치기 위해 필요한 의욕을 지속적으
로 하는 데 있어서 어느 정도로 문제가 있었습니까?

0. 전혀 문제없었음	1. 아주 조금 문제가 있었음
2. 다소 문제가 있었음	3. 매우 큰 문제가 있었음

수면의 질(C1)
질문 6 과거 1개월간의 주관적인 수면의 질 평가

매우 좋음	0점	
대체로 좋음	1점	
대체로 나쁨	2점	
매우 나쁨	3점	C1의 득점　　　　　　　점

입수면 시간(C2)
①질문 2 과거 1개월간 잠자리에 들기 시작하여 잠들 때까지 걸린 시간

16분 미만	0점
16분 이상 31분 미만	1점
31분 이상 61분 미만	2점
61분 이상	3점

②질문 5a 과거 1개월간 잠자리에 들기 시작하여 30분 이내에 잠들 수 없어서 수면 곤란이 있었다

없음	0점
1주일에 1회 미만	1점
1주일에 1~2회	2점
1주일에 3회 이상	3점

↓

① + ②

0점	0점	
1~2점	1점	
3~4점	2점	
5~6점	3점	C2의 득점　　　　　　　점

수면 시간(C3)
질문 4 과거 1개월간 실제 수면 시간

7시간 초과	0점	
6시간 초과 7시간 이하	1점	
5시간 이상 6시간 이하	2점	
5시간 미만	3점	C3의 득점　　　　　　　점

수면 효율(C4)

①질문 4 과거 1개월간 실제 수면 시간   시간

②질문 1, 질문 3 과거 1개월간 잠자리에서의 시간(기상시간-취침시간) 시간

③수면 효율(%)을 산출 실제 수면 시간(①)/잠자리에서의 시간(②)×100 %

85% 이상	0점	
75% 이상 85% 미만	1점	
65% 이상 75% 미만	2점	
65% 미만	3점	C4의 득점 점

수면 곤란(C5)

①과거 1개월간 수면 곤란의 이유(5b에서 j)를 이하와 같이 득점화한다

없음	0점	질문 5b의 득점	점
1주일에 1회 미만	1점	질문 5c의 득점	점
1주일에 1~2회	2점	질문 5d의 득점	점
1주일에 3회 이상	3점	질문 5e의 득점	점
		질문 5f의 득점	점
		질문 5g의 득점	점
		질문 5h의 득점	점
		질문 5i의 득점	점
		질문 5j의 득점	점

②질문 5b에서 j의 점수 합계

②의 합계점수 0점	0점	
②의 합계점수 1~9점	1점	
②의 합계점수 10~18점	2점	
②의 합계점수 19~27점	3점	C5의 득점 점

수면제의 사용(C6)

질문 7 과거 1개월간 수면제의 사용 빈도

없음	0점	
1주일에 1회 미만	1점	
1주일에 1~2회	2점	
1주일에 3회 이상	3점	C6의 득점 점

평상시 각성 곤란(C7)

①질문 8 과거 1개월간 평상시의 지나친 졸음

없음	0점
1주일에 1회 미만	1점
1주일에 1~2회	2점
1주일에 3회 이상	3점 질문 8의 득점 점

②질문 9 과거 1개월간 의욕 지속

전혀 문제없음	0점
매우 조금이지만 문제가 있었음	1점
얼마간 문제가 있었음	2점
매우 큰 문제가 있었음	3점 질문 9의 득점 점

↓

①+②

0점	0점
1~2점	1점
3~4점	2점
5~6점	3점 C7의 득점 점

피츠버그의 수면 질문표 종합 득점(PSQIG) : 0~21점
이상 C1에서 C7까지의 득점을 합계(C1+C2+C3+C4+C5+C6+C7)
                                 PSQIG   점

니까?" 이런 질문들에 대한 답변은 수면의 '정량적 지표'라고 말할 수 있습니다.

잠자리에 들기 시작하여 잠들 때까지의 시간을 '입수면 잠복기'라고 합니다. 한밤중에 잠에서 깨어난 횟수를 '도중 각성 횟수', 그 합계시간을 '도중각성 시간', 마지막으로 눈이 떠진 시각을 '최종각성 시각', 잠자리에서 나온 시각을 '기상 시각'이라고 말합니다. 나중에 다시 나오므로, 이 페이지에 포스트잇을 붙여두는 게 좋을지도 모르겠습니다.

여기서 수면의 질을 정량적으로 평가하는 척도를 두 가지 소개해드리겠습니다. 하나는 '피츠버그 수면 질문표'입니다. 표 3-1처럼 되어 있습니다. 많은 질문에 답변할 필요가 있지만, 그 대신 수면에 대한 다양한 측면에 대해 평가할 수 있습니다. 총득점을 산출해서 그것이 5점 미만이라면 정상 범위의 수면이라는 평가가 내려집니다. 불면증만이 아니라, 과다 수면, 수면 무호흡 증후군, 수면부족 등 폭넓은 수면장애에 대해 평가할 수 있다는 점에서 탁월합니다.

두 번째로 평소의 자각적 수면을 기록하는 것으로 '수면 일지'가 있습니다. 1일 24시간을 한 줄의 가로 막대기로

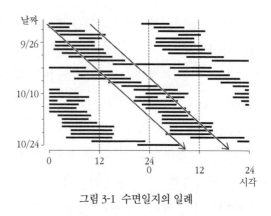

그림 3-1 수면일지의 일례

표시합니다. 그것이 세로로 축적되어, 예를 들어 1개월 치를 한눈에 파악할 수 있도록 되어 있습니다. 잠자리에 있었던 시간, 잠을 이루지 못한 채 잠자리에 누워 있던 시간, 꾸벅꾸벅 졸았던 시간, 아주 푹 잠들었던 시간을 다음 날 아침 각각 기호로 기록합니다.

그림 3-1에서 다소 특이한 패턴의 실례를 소개하겠습니다. 수면일지에 근거하여 작성된 어떤 환자의 약 5주간에 걸친 수면·각성 패턴입니다. 가로선 부분이 수면 시간대를 나타냅니다. 세로축은 날짜입니다. 가로축은 그 날짜의 0시부터 48시간에 걸친 시각입니다. 이런 표기법을 '더

블 플롯'이라고 부릅니다. 수면은 두 날짜에 걸쳐 있는 것이 보통이기 때문에 더블 플롯으로 나타내면 한 번의 수면 양상을 한눈에 볼 수 있습니다. 이 환자분은 '비24시간 수면각성 증후군' 환자로, 두 개의 화살표가 나타내는 것처럼 수면 시작 시각과 기상시각이 매일 1~2시간씩 늦어지고 있습니다. 요컨대 24시간이 아니라 25~26시간 주기로 수면과 각성을 반복하고 있습니다. 가끔씩 긴 줄이 보이는데 이처럼 낮 시간 동안 잠이 드는 시기에는 현저하게 긴 수면이 나타나는 경우도 있습니다.

수면측정법

잠을 자고 있을 때에는 몸의 움직임이 적어집니다. 각성 상태에서, 특히 운동을 하고 있을 때는 몸의 움직임이 커집니다. 신체의 이런 움직임을 다양한 방법으로, 예를 들어 가속도로서 연속 측정하고 IC 메모리에 기록하는 몇몇 휴대형 장치가 개발되었습니다. 대부분은 손목시계 형태인데 오른손잡이든 왼손잡이든 잘 쓰지 않는 쪽 손목에 장착하고 입욕이나 세면을 할 때 이외에는 빼지 않도록 합니다. 연속으로 몇 주일 동안 측정 가능하기 때문에 활동량을 통해 본 생활습관을 포착할 수 있어서 매우 편리한 도구입니다. 데이터를 컴퓨터로 해석하면 수면과 각성을 어느 정도 정밀하게 구별 가능하기 때문에 개인의 수면·각성 습관을 주 단위로 파악할 수 있습니다.

수면을 측정할 때의 표준은 '수면 폴리그래프 검사'를 가장 먼저 꼽을 수 있습니다. 폴리그래프란 복수의 생체 현상을 동시에 기록하는 것을 말합니다. 수면을 측정하기 위해서는 아무리 적어도 뇌파 2채널과 전기안구도 2채널과 이근(턱아래근) 근전도, 이상 3종류 5채널의 정보를 동시에 기록할 필요가 있습니다. 실제로는 수면시 무호흡 검출을 위한 호흡 기록, 주기성 사지운동장애의 기록을 위한 근전도 등, 좀 더 많은 생체 현상을 기록합니다. '이근'이란 입을 꼭 다물었을 때 아랫입술 바로 밑에 약간 솟아 있는 근육을 말합니다.

그렇다면 구체적인 사례를 들어보기로 하겠습니다. 그림 3-2는 안정을 취하고 자리에 누워 눈을 감고 있을 때의 기록입니다. 전기안구도EOG에는 눈에 띄게 두드러진 움직임은 없습니다. EOG란 좌우 안구의 바깥 측에 전극을

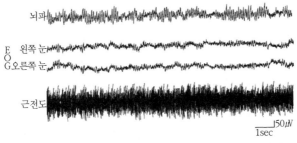

그림 3-2 눈을 감고 긴장을 풀었을 때의 각성 상태 기록. 뇌파에는 약 10Hz의 알파파가 연속되고 있다

붙여 그 부위의 전위電位와 귓불에 붙여놓은 전극의 전위 차를 증폭시킨 것입니다.

여기서 안구 주위에 전극을 붙인 것만으로 어째서 그 움 직임을 기록할 수 있는지 의문이 들지 않습니까? 이것은 안구의 바깥쪽 각막과 안쪽 망막 사이에 전위차가 존재하 기 때문입니다. 각막은 플러스 전위를, 망막은 마이너스 전위를 지니고 있습니다. '전기 쌍극자(부호는 반대이고 크기 가 같은 두 전하의 분포-역자 주)'라는 것인데 눈을 깜빡거리면 눈을 감은 순간 안구는 위를 향합니다. 그 때문에 안구 바 깥쪽에 장착한 전극에서 보면 좌우 모두 플러스 전위가 멀 어졌기 때문에 발생하는 전위가 나타납니다. 이것은 좌우 전극에서 같은 방향이 됩니다. 안구가 수평으로 왼쪽으로 움직였을 때는 왼쪽 전극에 플러스 전위가 가까워지는 변화가, 오른쪽 전극에는 플러스 전위가 멀어지는 변화가 일어나기 때문에 좌우로 반대방향으로 흔들릴 수 있는 신호가 됩니다.

EOG에 의해 평소 각성 상태의 눈의 깜빡거림이나 움직임을 검출할 수 있습니다. 하지만 가장 중요한 역할은 렘수면을 발견하는 것입니다. 여러분, 눈을 감은 상태에서 눈을 재빨리 움직여 보십시오. 눈을 뜨고 있을 때는 간단히 할 수 있는 재빠른 눈의 움직임도, 눈을 감으면 어렵다는 것을 이해하실 수 있을 겁니다. 그런데 분명 잠을 자고 있는데도 이렇게 힘든 재빠른 안구 운동이 일어나는 경우가 있습니다. 이런 수면을 '렘수면'이라고 합니다. 나중에 다시 설명할 예정이지만 렘수면 시 인간은 선명하고 활발한 꿈을 꿉니다. 한편 렘수면 이외의 수면을 '비렘수면'이라고 부릅니다. 비렘수면 시 안구는 움직이지 않습니다. 단 입수면기에는 그림 3-3에서 보이는 것처럼 좌우로 매우 느리게 진자처럼 움직이는 안구 운동을 볼 수 있습니다.

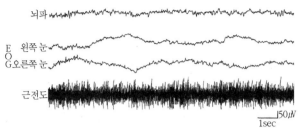

뇌파

E 왼쪽 눈
O
G 오른쪽 눈

근전도

50 μV
1sec

그림 3-3 비렘수면단계 1의 기록. 매우 느린 진자 모양의 안구 운동
이 출현하고 있다

수면·각성의 다섯 단계

다시 그림 3-2를 살펴봐 주십시오. 각성 상태에서 눈
을 뜨고 있을 때에는 뇌파의 진폭은 낮고 오로지 주파수
가 높은 파동만 보입니다. 몸의 움직임에 의한 노이즈가
많은 것도 특징입니다. 깜빡거림과 재빠른 안구 운동을
볼 수 있습니다. 이근(턱아래근)의 근전도 진폭은 크고, 그
것을 배경으로 움직임에 동반되는 큰 활동이 뒤섞입니다.
눈을 감고 안정을 취하면 뇌파에는 '알파파'라고 불리는
9~12Hz의 규칙적인 파동이 후두부에 나타납니다. 알파파
는 진폭이 커지거나 작아지기를 반복합니다. 졸음이 오면
EOG에서 진자 형태의 안구 운동을 볼 수 있습니다.

그림 3-3에서 폴리그래프의 일례를 보여주고 있습니다. 뇌파에는 약 10Hz의 알파파가 연속되고 있습니다. EOG 에서는 매우 느린 진자 모양의 안구 운동을 볼 수 있습니다. 이것은 강한 졸음을 느낀다는 것을 보여줍니다. 그림의 후반부(그림의 우측) 이후, 깜박 졸기 시작하면 뇌파의 알파파는 사라지고, 다양한 주파수의 물결이 혼재되는 패턴이 됩니다. 진자 형태의 안구 운동은 수면이 안정되어가면 더 이상 눈에 띄지 않게 됩니다. 때때로 '유파hump, vertex sharp wave'라는 이름의 뾰족하고 커다란 파동이 출현합니다.

수면이 안정되면 주파수가 느린 뇌파가 증가합니다. 또한 수면방추파라고 불리는 12~14Hz의 규칙적인 파동을 발견할 수 있습니다. 그 윤곽이 방추 형상이기 때문에 이런 이름이 붙여졌습니다. 바로 이 수면방추파로 그 특징을 파악할 수 있는 것이 '비렘수면단계 2'입니다. 그림 3-4에서 보이듯 단계 2에서는 사물의 소리를 포함한 여러 자극에 따라, 혹은 자발적으로 높은 고진폭의 뇌파가 방추 파동을 동반하여 출현합니다. 수업 중 졸고 있는 학생을 지적하면 단계 2 정도의 수면 상태에 빠져 있더라도 "안

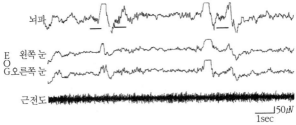

그림 3-4 비렘수면단계 2의 기록. 13Hz 전후의 수면방추파(밑줄을 그어놓은 부분)이 반복적으로 나타나는 것이 특징

잤어요!"라고 우겨대는 경우가 있습니다. 하지만 단계 2의 진입 단계는 자각적으로는 아직 잠들지 않았다고 느낄 수 있습니다. 그러나 수면단계 2는 안정된 수면이라 말할 수 있는 수면입니다.

수면이 더더욱 깊어지면 뇌파에는 진폭이 크고 완만한 파동, 즉 수면서파가 우세해집니다. 통상적으로는 30초 사이에 수면서파가 20% 이상의 시간 동안 나타나면 서파수면 혹은 깊은 비렘수면이라고 판정됩니다. 그림 3-5처럼 서파수면은 한 주기 중 차지하는 수면서파가 50% 미만의 단계 3과, 50%를 넘는 단계 4로 구별됩니다.

나이가 들면서 수면서파의 출현은 서서히 감소합니다.

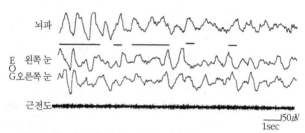

그림 3-5 비렘수면의 기록. 밑줄을 그어놓은 부분은 수면서파 부분으로 이 주기의 20% 이상 50% 미만을 점한다. 때문에 이런 수면단계는 단계 3이라고 판정된다

이런 경향은 남성에게 더 뚜렷하며 여성들에게는 그다지 눈에 띄지 않습니다. 수면장애를 호소하는 비율은 어떤 시대든 남성에 비해 여성들에게서 높지만, 객관적으로 계측한 수면은 여성 쪽이 오히려 더 좋다는 말입니다. 어째서일까요? 실은 잘 알 수 없습니다. 비렘수면의 특징은 수면이 깊어짐에 따라 뇌파에 주파수가 느리고 진폭이 높은 파동이 나타난다는 점에 있습니다. 이것은 의식장애 시의 뇌파와 매우 비슷한 특징입니다. 즉 의식장애 정도가 깊을수록 뇌파에 주파수가 느리고 진폭이 큰 파동이 나타나는 점이 비렘수면과 비슷하다는 것입니다.

　참고로 비렘수면과 의식장애는 뇌파라는 측면에서도,

정신활동이 활발하지 않고 주위 사건을 명확히 인식할 수 없다는 측면에서도, 서로 아주 비슷합니다. 여러분들도 누워 있는 사람을 보고 잠들어 있는 건지, 의식을 잃은 건지, 도무지 구별이 가지 않는다고 느끼신 경험이 있지 않으십니까? 그럴 때 말을 걸어보거나 몸을 흔들어보지 않으셨나요? 자극에 의해 눈을 뜨게 할 수 있다면 잠들어 있었다는 말이 될 것입니다. 비렘수면은 생리적이고 본래 상대로 되돌아올 수 있는 가역적인 의식장애라고 해도 무방할 것입니다.

여기까지가 비렘수면입니다. 이근(턱아래근)의 근전도 진폭은 수면이 깊어짐에 따라 저하되지만 소실하는 일은 없습니다. 이근 근전도 활동이 소실하는 것은 렘수면의 경우뿐입니다. 각성 시라도 손발의 근전도는 긴장을 푸는 것만으로 소실되어버립니다. 전신의 골격근 중에서 깊은 비렘수면에서도 그 활동이 유지되는 것은 이근과 이근 아래 근육만입니다. 그러므로 이근이란 것은 매우 특별한 근육(항중력근이라고 말합니다)이라고 말할 수 있습니다.

한편 닛코日光에 있는 도쇼구東照宮의 명물 중 하나는 히다리 진고로左甚五郎가 만들었다고 전해지는 '잠자는 고양

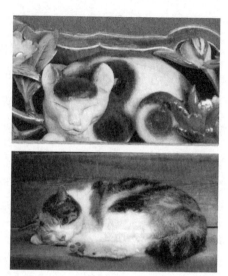

그림 3-6 고양이의 수면, 위 : 히다리 진고로 작품의 '잠자는 고양이'는 비렘수면, 아래 : 렘수면 중인 고양이

이眠り猫'입니다. 그 고양이의 수면은 렘수면일까요, 아니면 비렘수면일까요. 정답은 고양이의 자세에 있습니다. 잘 살펴보면 앞다리를 땅에 딛고 턱이 허공에 떠 있다는 것을 알 수 있지요. 이 자세는 이른바 스핑크스 스타일입니다. 중력에 대항하여 머리 부위가 치켜져 있다는 것이 중요합니다. 즉 항중력근(중력 방향에 대항해서 직립 자세를 유

지하기 위해 작용하는 근육군-역자 주)의 활동이 간파되는 것입니다. 항중력근의 활동은 렘수면일 경우에만 소실된다고 알려져 있기 때문에 히다리 진고로가 만든 잠자는 고양이의 수면은 비렘수면이라고 결론지을 수 있습니다. 인간의 이근과 이근 아래 근육은 동물의 항중력근의 특징을 가진 예외적인 골격근이라는 말이 됩니다.

참고로 렘수면 시 고양이는 아래의 그림 같은 자세가 되어버립니다. 항중력근(고양이의 경우에는 머리를 지탱하는 근육)의 활동이 없기 때문에 이미 머리는 지면에 착 달라붙어버리는 것입니다.

렘수면단계

다음으로 렘수면에 대해 설명해보겠습니다. 앞서 언급했던 것처럼 렘수면 시에는 전기안구도에 급격한 안구 운동이 발견된다는 특징이 있습니다. 또한 이근 근전도 활동도 소실됩니다. 단 꿈틀거림에 상당하는, 지속이 매우 짧은 근육활동이 때때로 발견됩니다. 뇌파는 가장 얕은 비렘수면의 단계 1과 비슷해서, 진폭이 낮은 다양한 주파

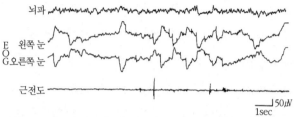

그림 3-7　렘수면 시기의 기록. 뇌파에는 진폭이 낮은 다양한 주파수가 혼재하는 패턴이 나타난다. 이근의 근육활동은 소실되고 재빠른 안구 운동이 활발하게 출현한다

수의 파동이 혼재되는 패턴을 취합니다. 동물에 따라서는 렘수면 시에 각성 시와 비슷할 정도로 빠른 파동이 보이는 것도 있습니다. 이런 사실은 렘수면 시 뇌의 활동 레벨이 각성 시에 필적할 정도로 높다는 점을 나타내고 있습니다.

그림 3-7처럼 렘수면 시기에는 급격한 안구 운동이 나타납니다. 선명한 꿈은 주로 이 렘수면 시기에 체험하기 마련입니다. 과거에 이런 안구 운동은 꿈의 세계에서 대상을 눈으로 쫓는 움직임이라는 설도 있었습니다. 예를 들어 좌우 교대로 십수 차례 수평 방향의 안구 운동이 나타난 직후, 자고 있던 사람이 일어나 꿈의 내용을 물어봤더니, "테니스 랠리를 보고 있었다"라는 자기관측이 얻어

졌다는 경우도 있었습니다. 현재 이 설은 부정되고 있는데, 급격한 안구 운동이 빈발하는 시기가 꿈의 체험도 풍부하다는 특징은 부정할 수 없습니다.

그런데 꿈을 꾸면서 아무리 격하게 몸을 움직여도 운동효과가 없는 꿈틀거림을 제외하고 실제로 몸이 움직이는 경우는 없습니다. 그 이유는 렘수면 시기에 전신 골격근에 '브레이크'가 작동하기 때문입니다. 아기들은 이런 종류의 브레이크 발달이 아직은 미숙하기 때문에 렘수면 시기에 웃거나 몸을 움직여버립니다. 아기들의 눈꺼풀은 얇기 때문에 눈을 감고 있을 때 급격한 안구 운동이 충분히 관측 가능합니다. 여러분들께서도 확인해보시길 바랍니다. 참고로 성인들의 경우 수면에서 점하는 렘수면 비율은 20~30% 정도인데, 아기들은 잠을 자는 시간의 약 절반이 렘수면입니다.

골격근의 브레이크를 관장하는 것은 뇌간부脑幹部의 다리뇌와 연수延髓(숨뇌)에 있는 신경입니다. 고양이 실험에 의하면 좌우의 이 부위를 동시에 파괴하면 각성 시 고양이의 행동에는 이상이 없지만 렘수면이 될 때마다 고개를 치켜들고 허공에 있는 대상을 위협하거나 눈에 보이지 않는

먹잇감에 달려들 것 같은 기세가 됩니다. 이런 점을 통해 동물(고양이)도 실제로 꿈을 꾼다는 사실을 엿볼 수 있겠지요.

인간의 경우 이런 제어장치가 제대로 기능하지 않는 것은 비단 아기들의 경우만이 아닙니다. 고령의 어르신 중에도 많은데 '렘수면 행동장애'라는 병이 있습니다. 이런 병을 가진 환자분들은 앞서 뇌간부가 파괴된 고양이와 마찬가지로 꿈속에서의 행동이 그대로 표출되어버립니다. 경중의 경우 렘수면 시기에 명료한 잠꼬대를 하거나 웃거나 소리를 치거나 허공에 손을 뻗치는 등의 동작을 합니다.

그런데 중증이 되면 일어나서 뛰어가려고 하다 넘어져 부상을 입거나 서랍장이나 옆에서 자고 있는 부인에게 공격을 가하는 경우도 있습니다. 보고에 의하면 어떤 환자분은 꿈속에서 "곰에게 공격당하고 있는 아내를 구하려고 곰과 격투했다"고 말하는데, 실제로는 사모님의 몸 위에 타고 앉아 목을 조르려고 했었다고 합니다. 사모님이 지른 비명소리 때문에 화들짝 꿈에서 깨어났다고 합니다. 그 꿈 내용을 말해달라고 했더니 그 내용이 환자분의 실제 행동과 아주 딱 맞아떨어졌습니다. 또한 깬 후의 환자분의 정신 상태는 완전히 정상이었습니다. 그림 3-8은 우

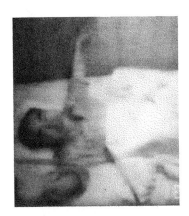

그림 3-8 렘수면 행동장애 환자의 모습

리들이 직접 치료에 임했던 렘수면 행동장애 환자분의 모습입니다. 렘수면 상태가 되면 허공에 손을 뻗치고 "이봐, 이쪽으로 와봐!"라고 소리를 지르기도 합니다.

렘수면 행동장애는 심신 모두 아무런 이상이 없는 고령 자분들에게 발견되는 경우가 많아서, 이런 타입의 증상을 '특발성 렘수면 행동장애'라고 부릅니다. 하지만 구미에서는 장애 발병 후 몇 년 이내에, 약 절반의 특발성 렘수면 행동장애 환자분들이 파킨슨병이나 루이소체병에 걸린다고 알려져 있습니다. 특발성이라고는 하지만 렘수면 시기에 기능하는 브레이크 장치가 망가져 버렸기 때문에, 역시 어떤 형태의 병적 과정이 진행된다고 생각할 수 있을 겁니다. 단, 일본의 수면연구자들 사이에서는 일본인의 경우, 특발성 렘수면 행동장애가 이후 파킨슨병 등의 발병을 유도하는 비율이 서구인들에 비해 훨씬 낮은 것이 아닌가 하는 의견이 많은 것 같습니다.

하룻밤 수면의 경과

앞서 언급했던 것처럼 수면은 비렘수면과 렘수면으로 이루어져 있으며 비렘수면은 가장 낮은 단계 1에서 단계 4로 나뉘어져 있습니다. 이런 각 수면단계는 불규칙적으로 반복되는 것이 아니라 일정한 법칙에 따라 나타나고 반복됩니다.

여기서 다시 그림 1-2(39쪽)의 윗부분을 봐주시길 바랍니다. 이것은 하룻밤 동안의 수면경과를 나타내는 수면경과도입니다. 세로축은 각성과 수면의 각 단계를 나타내고 가로축은 시각을 나타냅니다. 상단은 정상인의, 하단은 나르콜렙시 환자의 하룻밤 동안의 수면경과입니다.

정상인들의 하룻밤 수면은 얕은 비렘수면으로 시작됩니다. 점차 수면이 깊어지며, 약 60~90분이 지나 처음으로 렘수면이 나타납니다. 그 후에는 비렘수면과 렘수면이 약 90분 주기로 반복적으로 나타납니다. 깊은 비렘수면은 하룻밤의 전반부에 많이 보이고 새벽녘이 되면 점차 얕은 수면으로 바뀝니다. 렘수면의 지속시간은 처음에는 짧고 아침이 되면 될수록 길어집니다.

그런데 나르콜렙시 환자분들의 경우에는 하룻밤의 수면이 갑자기 렘수면에서 시작되어버립니다. 이것을 '입수면시 렘수면기'라고 부릅니다. 그 때문에 환자분은 렘수면의 꿈을 환각으로(입수면시 환각), 전신 골격근에 걸친 브레이크를 가위눌림(수면마비)으로 체험하게 됩니다.

졸음을 측정한다

여기서 표 3-2를 살펴봐 주시길 바랍니다. 다중수면잠복기검사MSLT(multiple sleep latency test, 주간졸림증검사)란 졸음이 강할수록 잠을 이룰 때까지 필요한 시간은 짧다는 가정 아래, 주간에 2시간 주기로 1일 4, 5회, 20분에 걸

	MSLT	MWT
목적	졸음의 강도를 평가	각성유지 기능을 평가
피검자에 대한 지시	잠들도록 지시	잠들지 않도록 지시
눈의 개폐	눈을 감음	눈을 뜸
환경	어두운 환경	어두운 환경
자세	누운 자세	앉은 자세
입수면 판정	수면단계 1이 3구간 연속 혹은 그 외의 수면단계	수면단계 1이 3구간 연속 혹은 그 외의 수면단계
검사의 종료 시점	입수면잠복기 측정 　입수면이 확인된 시점 　수면에 들어가지 않고 20분 경과한 시점 렘수면잠복기 측정 　렘수면이 확인된 시점 　입수면 15분 경과해도 렘수면 미확인 　수면에 들어가지 않고 20분 경과한 시점	입수면잠복기 측정 　입수면이 확인된 시점 　수면에 들어가지 않고 20분 경과한 시점 렘수면잠복기 측정 　렘수면이 확인된 시점 　입수면 10분 경과해도 렘수면 미확인 　수면에 들어가지 않고 20분 경과한 시점
측정 횟수	4~5회	4회

표 3-2 다중수면잠복기검사(MSLT)와 각성상태유지검사(MWT)의 비교

처 어둡고 조용한 방에 눕게 하여 잠을 자도록 지시하고 잠이 들 때까지의 시간을 반복적으로 측정하는 검사입니다. 20분간의 검사 동안 졸음이 오지 않을 경우의 입수면 잠복기는 20분이라고 판단합니다. 4, 5회의 수면잠복기 평균치를 '평균수면잠복기'라고 부르고 8분 이상이 정상치

입니다. 정상인들 중에도 수면부족 상태에서는 8분에 미치지 못하는 경우가 드물지 않습니다. 따라서 통상적으로 MSLT 전야에 수면 폴리그래프 검사를 실시하여 충분한 수면을 확보하고 있음을 확인합니다. MSLT는 나르콜렙시 진단을 목적으로 하는 경우에는 건강보험 적용이 가능한 검사입니다.

매우 유사한 검사로 각성상태유지검사MWT(maintenance of wakefulness test)가 있습니다. MSLT와 마찬가지로 주간에 2시간 주기로 수면잠복기를 측정하는데 검사를 받는 사람은 리클라이닝 시트에 편안히 몸을 기댄 자세로 검사를 받습니다. 그리고 "앉은 채로 최대한 깨어 있어 주세요"라고 지시를 내립니다. 1회 검사 시간은 40분 정도가 권장되고 있습니다. 명확한 기준은 없지만 11분 이하라면 졸음기가 있다고 판단되는 것이 일반적입니다.

한편 두 가지 검사의 졸음기는 어떻게 다를까요. 우리들 주변에는 어디에서든 금방 잠을 잘 수 있다고 큰소리치는 분들이 계시지요? 그런 분들 중에서 다른 사람의 강연을 들을 때나 단순 작업을 반복할 때 자기도 모르게 졸기 시작해버리는 분들과, 잠들면 안 될 때 계속 깨어나 계실 수 있는 분들, 양쪽 모두 계실 것입니다. 전자는 MSLT도 MWT도 입수면잠복기가 짧은 편에 해당되고 후자는 MSLT의 입수면잠복기는 짧지만 MWT은 정상이라는 분에 상당합니다. 국회 중계를 보고 있노라면 전자가 압도적으로 많을 것 같네요.

제4장
우울증은 수면장애의 배후에

불면증과 수면부족

불면증과 수면부족의 공통점은 적어도 자각적으로는 수면량이 부족하다는 점입니다. "적어도 자각적으로는"이라는 단서를 단 이유는 후술하도록 하겠습니다. 그렇다면 불면증 모델로서 '수면 시간을 제한한 건강한 사람'이라는 것이 적절할까요? 여러분도 수면부족의 경험은 반드시 있을 거라고 생각됩니다.

수면이 부족해지면 너무 졸려서 잠깐이라도 틈만 나면 잠들어버립니다. 젊은 시절 저도 회진을 하다 말고 선 채로 졸아버린 적이 있습니다. 환자들의 증상에 대해 논하는 토론회 자리에서도 금방 꾸벅거렸기 때문에 꼰대 선배들에게 자주 지명을 당해 창피해하곤 했습니다. 머리가 멍해지며 비효율적인 상태, 부주의한 실수를 하는 등 의사로서 부적절한 상태에 있다고 절실히 느꼈습니다.

의사가 너무 지나치게 바쁘다는 건 아시고 계시리라 생각합니다. 특히 미국의 연수의(레지던트)의 근무가 심히 가혹하다는 것은 《ER》 등의 드라마를 통해 익히 잘 아시는 분들도 많으실 겁니다. 그렇다면 이런 가혹한 근무가 의료사고로 이어지지 않을까요. 정말 걱정이 됩니다. 이 점에 대해서 실험적으로 레지던트 근무 로테이션을 종래대로 했던 그룹(세 사람이 24시간 / 주7일 담당)과 근무 일정을 다소 완화한 그룹(네 사람이 24시간 / 주7일 담당)의 의료사고 발생 리스크를 비교한 결과가 보고되고 있습니다. 완화했다고는 해도 네 사람이 24시간 / 주7일을 소화하는 스케줄은 충분히 힘든 스케줄입니다. 그러나 보고에 따르면 근무 형태를 조금 느슨하게 하는 것만으로 심각한 의료사고 리스크가 절반으로 줄었다고 합니다.

실제로 관측된 심각한 의료사고 리스크 실례로 "부정맥 치료를 위한 전선이 이미 들어 있는 동맥에 카테테르를 삽입하려고 했다", "특정 항생물질에 알레르기 이력이 있는 환자분에게 해당 항생물질을 투여했다" 등등이 있습니다. 자칫 생명에 지장을 줄 정도로 중대한 사고도 일어날 수 있는 것입니다. 종래와 같은 근무 형태일 때에는 투약 미스와 오진이 가장 많았다고 하니, 참으로 무서운 일입니다. 미국에서는 이런 사실이 연이어 보고된 결과 레지던트의 가혹한 근무상황은 개선되었다고 합니다.

하지만 "그렇게 봐주다가 언제 똑 소리 나는 임상의를 길러낼 수 있겠는가!"라는 의견이 고참 의대교수들 사이에서는 여전히 뿌리 깊게 남아 있습니다. 한편 일본의 응급병원의 현 상태를 돌아보면 여전히 매우 걱정스러운 바입니다. 특히 의사가 부족하기 때문에 소아과 등의 전문의가 응급병동에 당직으로 있을 수 없는 도호쿠東北 지방의 현 상황은 참으로 괴로운 노릇입니다. 현지 공립병원 같은 곳에서는 한 명이나 고작해야 두 명밖에 소아과 의사가 없는 것이 실상입니다. 소아 구급환자의 경우 반드시 소아과 의사가 진찰해야 한다면 수면부족·과로에 의한 의료사고가 늘어나거나 의사가 체력이 바닥나도록 임한 나머지 녹초가 되어버리는 사태를 초래할 우려가 있습니다.

"졸음 따위 근성으로 극복할 수 있다!"고 말씀하시는 고참 의대교수들의 근성론은 환상에 지나지 않습니다. 실험을 통해 나타내봅시다. 그림 4-1을 살펴봐 주시길 바랍니다. 북유럽 열차 운전사 중에서 강한 자신감을 가진 우수 운전사를 모집하여 운전사가 야간 화물열차를 실제로 4시간 반에 걸쳐 운전하고 있을 때 휴대형 뇌파 기계를 장착시켜 그 각성도를 측정한 연구입니다. 놀랍게도 11명의 우수 운전사 가운데 4명이 졸고 있었다는 사실을 발견할

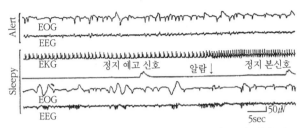

그림 4-1 우수 운전사가 야간 화물열차를 운전 중일 때의 기록
(Torsvall, 1987)

수 있었습니다. 그 가운데 두 사람은 신호에 올바르게 반응할 수 없었다고 합니다.

그림 가운데 'Alert'이라고 되어 있는 상단 부분은 각성 상태 기록입니다. 'Sleepy'라고 되어 있는 하단은 졸음의 정도가 강할 때의 기록입니다. EEG는 뇌파, EOG는 전기 안구도로 눈의 움직임을 나타내는 전기신호입니다. EKG는 심전도입니다. 각성 시에는 EOG에 눈의 깜빡거림(아래쪽을 향해 뾰족하게 튀어나온 물결)과 재빠른 안구 운동이 기록되고 있습니다. 한편 졸음의 정도가 강할 때(하단의 왼쪽 절반)는 그런 깜빡거림은 적어지며, 매우 느릿한 진자 모양의 안구 운동이 보입니다. 뇌파에는 얕은 수면 패턴이 나타납니다. 정지 예고 신호가 켜지고 알람 소리가 나도 한

동안은 여전히 잠에서 깨어나지 못하다가 어느 순간 깜짝 놀라 일어났을 때에는 눈의 깜빡거림과 재빠른 안구 운동이 보이며 급브레이크를 걸고 있습니다. 심전도를 보면 깨어난 후에 심박수가 현저히 증가하고 있습니다. 깜짝 놀라 눈을 뜨고 보니 가슴이 쿵쾅거렸던 것이겠지요. 다행스럽게도 정지의 본신호가 점등하기 전에 브레이크는 걸었던 것 같습니다.

수면 부채

그날그날의 수면부족은 착실히 축적되어갑니다. 이것을 '수면 부채負債'라고 부릅니다. 하루에 필요한 수면 시간을 세 시간씩 줄이면 8일 만에 24시간이 되겠지요. 그렇게 하면 하루 동안 완벽히 철야를 한 것과 비슷할 정도로 작업능력이 떨어질 가능성이 있습니다. 본래 7시간의 수면이 필요한 사람이 여러 사정으로 수면 시간을 4시간으로 줄이는 경우가 그에 해당합니다. 많은 사람들은 이렇게 쌓여진 수면 부채를 주말에 실컷 잠으로써 한꺼번에 갚아버리고 있습니다.

수면 부채가 쌓여지고 있는데도 이른 아침부터 골프나 낚시, 산나물 캐러 가기 등을 위해 일찍 일어나 승용차로 먼 길을 나서는 것은 철야를 하고 나서 바로 운전을 하는 것과 마찬가지라고 할 정도로 위험천만한 일입니다. 실제로 철야와 음주가 운전에 미치는 영향을 비교한 연구가 있습니다. 해당 연구 방법을 소개해봅시다. 이 연구에서는 한 사람의 피실험자를 운전 시뮬레이터에 앉히고 그 운전능력을 거듭해서 측정합니다. 우선 각성 상태 시간을 점차 연장하여 그 연속 각성 시간이 운전능력의 저하에 얼마나 영향을 미치는지 조사합니다. 다음으로 술을 먹게 한 후 혈중 알코올 농도가 운전에 미치는 영향을 조사합니다. 해당 연구에 의하면 철야 후의 운전능력 저하 정도는 음주운전의 그것에 필적한다고 합니다.

최근 도로교통법이 개정되어 사고를 일으켰을 때 음주를 했거나 혹은 약물의 영향으로 운전에 지장을 초래했다고 판단될 경우에는 현행 이상으로 엄벌에 처해지게 되었습니다. 하지만 수면부족을 측정하는 기계는 없습니다. 음주운전과 비슷할 정도로 위험한 철야 직후의 운전능력 저하, 바로 그것이 그대로 방치되고 있는 것은 문제입니다.

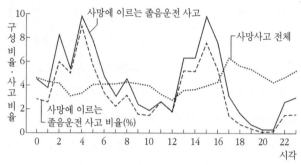

그림 4-2 사망에 이르는 졸음운전 사고의 피크 두 지점 (니시다, 2003)

졸음에 큰 영향을 미치는 조건은 수면부족 정도만이 아닙니다. 또 하나 중요한 요인은 '시각'입니다. 즉 누구나 졸음을 느끼는 시간대가 있는 것입니다. 졸음의 피크는 오전 4시 무렵과 오후 2시부터 4시경입니다. 그림 4-2를 살펴봐 주시길 바랍니다. 중대한 교통사고인 사망에 이르는 졸음운전사고의 발생도 이 시간대에 피크에 달합니다. 특히 대형사고가 일어나기 쉬운 것은 가장 교통량이 적은 시간대인 동틀 무렵입니다. 황금연휴나 연말 귀성길에 자가용 차량을 이용하시는 분들은 아무쪼록 조심해주시길 바랍니다. 오후에 가장 졸릴 때는 점심 식사 후의 바로 그 시간입니다. 식사의 영향도 있겠지만 식사를 하지 않아도 이 시간에 여전히 졸음을 느낍니다. 교사 입장에서 오후 첫 시간째의 수업을 담당하는 것은 괴로운 노릇입니다.

조금 옆길로 새버렸습니다만 건강한 사람이 수면부족에 빠지면 어디에서든 금방 잠들어버립니다. 그에 비해 불면증 환자는 수면 부채를 엄청나게 축적해놓고 있음에도 불구하고 낮잠을 잘 수 없습니다. 하지만 회의나 영화 관람을 한참 하고 있는 동안에는 자기도 모르게 졸아버리는 경우가 있습니다. 베개가 바뀌면 더 잠들지 못하는가 하면, 그렇지도 않습니다. 불면증 환자분들은 여행지나 병원 침대 등, 평소 지내는 침실과 다른 환경에서는 오히려 잠을 잘 자는 경우도 많습니다. 요컨대 잠을 자려고 하면 잠을 이루지 못하고, 잠들어서는 안 될 장면에서는 자기도 모르게 잠들어버리는 것입니다.

불면증 환자분들에게서는 야간만이 아니라 주간에도 불안감이나 긴장감을 엿볼 수 있습니다. 환자분들 대부분이 낮 시간에 "오늘밤 잠을 이룰 수 있을까, 잠들지 못하면 큰일인데"라고 걱정합니다. 잠들지 못하는 것에 대한 불안감이나 괴로움이 강할 뿐만 아니라 졸음이나 피로감, 초조함, 불안감을 느끼고 주의력이나 작업능률이 저하되고 있다고 자각하고 있습니다. 그에 비해 실수도 적고 작업 능률도 그다지 저하되어 있지 않은 것이 특징입니다.

불면증 모델

이상과 같은 내용을 통해 건강한 사람을 수면부족 상황에 빠뜨려도 불면증 환자 같은 모델은 되지 않는다는 사실을 알 수 있습니다. 그렇다면 어떻게 하면 건강한 사람을 불면증 환자처럼 만들 수 있는 것일까요. 그 대답은 카페인입니다. 커피나 홍차, 녹차에 포함된 카페인은 뇌 안에 있는 천연 수면물질 중 하나인 아데노신에 길항하는 작용이 있습니다. 참고로 아데노신은 뇌의 에너지의 바탕인 ATP라는 물질의 분해산물입니다. 뇌가 활발하게 활동한 결과 축적된 일종의 노폐물들이 수면을 초래하는 것입니다. 그런 기묘한 구조가 뇌에 있습니다.

아데노신은 수면중추인 시상하부전부에 작용하여 해당 부위의 활동을 활성화시킵니다. 그 수면중추에서 시상하부후부에 있는 각성중추를 억제시키는 지령이 보내지게

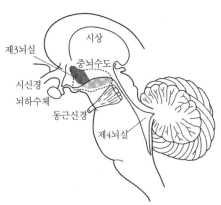

그림 4-3 인간의 뇌간부의 종단도. 옅은 재색의 부위에 병변이 있는 환자는 기민 상태를 드러내고, 짙은 재색의 부위에 병변이 있는 환자는 현저한 수면장애를 초래했다. 에코노모는, 옅은 재색 부위에 각성중추가, 진한 재색 부위에 수면중추가 존재한다고 생각했다.

됩니다. 참고로 각성중추에는 히스타민을 만드는 신경세포가 있어서 그것이 모든 뇌에 히스타민을 보낼 수 있도록 각성이 발생합니다.

　그림 4-3을 살펴봐 주십시오. 시상하부후부는 제1차 세계대전 직전의 유럽에서 유행한 기면성 뇌염(에코노모 뇌염이라고도 합니다)의 타깃입니다. 기면성 뇌염이란 이름 그대로, 환자분이 하루 종일 잠만 자게 된다는 특이한 임상 증상이 특징인 뇌염입니다. 바이러스가 원인일 거라고 추측

되고 있지만, 당시에는 바이러스라는 개념조차 없던 시대였기 때문에 오늘날에 와서도 병의 원인이 밝혀지지 않았습니다.

오스트리아의 신경병리학자 에코노모는 기민성 뇌염으로 숨진 환자분의 뇌 표본을 조사하여 잠에 빠진 환자들은 공통적으로 시상하부후부에 병변이 있다는 사실을 발견해냈습니다. 그런 소견에 근거하여 에코노모는 시상하부후부에는 각성중추가 있다고 생각하고 그 각성중추에 장애가 있기 때문에 환자분들이 잠에 빠지는 것이라는 결론을 내렸습니다.

참고로 시상하부전부에 장애가 있는 환자분들의 경우 강한 수면장애 증상을 보였는데, 이 때문에 에코노모는 시상하부전부에 수면중추가 있다고 생각했습니다. 수면에 대한 생리학적 연구가 아직 여명기에 있었던 당시, 임상적 관찰과 뇌의 병리소견 등에만 근거하여 시상하부전부에는 수면중추, 시상하부후부에는 각성중추가 있다고 지적했던 에코노모의 학설은 당시로서는 획기적인 것이었습니다. 게다가 그 학설의 정당함은 현재에도 그대로 인정되고 있는 것입니다. 이 각성중추에 히스타민 신경과 함게 오렉신 신경이 포함되어 있다는 것에 대해서는 제1장에서 설명한 바 있습니다.

시상하부후부의 각성중추에서 뇌 전체로 히스타민이 공급됩니다. 히스타민의 작용에 길항하는 약물이 항히스타민입니다. 항히스타민은 가려움증을 완화하거나 항알레르기제로서 자주 사용되고 있습니다. 여러분들도 사용해보신 적이 있으실 겁니다. 복용 후에 졸음을 느끼는 것은 각성중추로부터 방출된 히스타민의 작용을 억제해버리기 때문입니다. 최근에 나온 항히스타민제 중에는 복용해도 전혀 졸음을 느끼지 않는 약이 있지요. 그 이유는 신형 항히스타민이 뇌 안에 거의 들어가지 않는 화학구조를 취하고 있기 때문입니다.

그런데 한 잔의 커피에는 카페인이 50~100밀리그램, 녹차나 홍차에도 수십 밀리그램 포함되어 있습니다. 이런 카페인을 매일 1,400밀리그램이나 계속 섭취하면 약 2주만에 건강한 사람이라도 밤에는 수면장애가, 낮에는 초조감이 보이게 됩니다. 즉 불면증을 가진 사람은 만성적인 커피 과다 섭취 상태에 가깝다고 말할 수 있을 겁니다.

여담이지만 일본 안에서 사업을 확장하고 있는 미국 계

열의 커피 전문점 커피에는 통상의 2~3배의 카페인이 포함되어 있다고 합니다. 이 가게의 팬이신 분들 중에는 어쩌면 수면부족에 걸리신 분들이 많을지도 모릅니다.

불면증은 낮 시간 동안의 병

'수면장애'라고 한마디로 표현해도 다양한 타입이 있습니다. 잠들 때까지 시간이 걸리는 '입면 장애', 잠을 이루어도 몇 번이고 눈이 떠져 다시 잠들 때까지 시간이 걸리는 '도중각성(수면유지 장애)', 일단 잠에서 깨어나면 좀처럼 다시 잠을 이루지 못하는 '재입면 장애', 평소 기상시각보다 빨리 눈이 떠져 버리는 '조기각성', 얕은 잠을 자서 아침에 숙면을 취했다는 상쾌함을 느끼지 못하는 '숙면장애' 등이 그것입니다. 한 사람의 수면패턴에 복수의 수면장애 타입이 발견되는 경우도 많습니다.

젊은 사람들 중에는 입면 장애가 많이 보이지만 중년 이후에는 도중각성이나 재입면 장애가 늘어납니다. 수면장애를 가진 사람의 비율은 연령이 증가함에 따라 높아집니다. 그림 4-4를 살펴봐 주십시오(가유카와 유헤이粥川裕平 선생

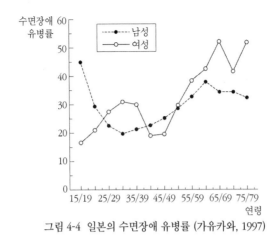

그림 4-4 일본의 수면장애 유병률 (가유카와, 1997)

님 일행의 조사). 그런 경향은 특히 여성들이 현저해서 60세를 넘으면 어떤 형태로든 수면장애를 자각하는 사람의 비율이 약 50%에 달합니다.

하지만 어떤 형태로든 수면장애 증상을 보이는 사람이 모두 불면증인가 하면, 꼭 그렇지는 않습니다. 잠을 이루지 못하는 시간대에 심야 라디오를 즐기거나 별실에서 독서나 퍼즐에 도전하는 등, 밤중에 깨어있는 시간을 효율적으로 사용하고 있는 사람들도 많습니다. 이런 사람들은 수면장애가 있지만 낮 시간 동안의 생활이나 기분에 거의 문제가 없습니다. 그럴 경우에는 수면장애가 있다 해도 '불면증'이라고는 진단하지 않습니다.

한편 잠들지 못하는 시간을 고통스럽게 느끼는 사람은 대부분의 경우 낮 시간 동안 앞서 서술한 다양한 증상, 즉 잠을 이루지 못하는 것에 대한 불안감이나 괴로움, 졸음이나 피로감, 초조함, 우울함 등을 느끼며 주의력이나 작업능률이 저하되어 있다고 자각하고 있습니다. 이처럼 수면장애로 고통 받고, 나아가 그 때문에 주간 생활에도 지장이 있다고 느끼는 분이 불면증으로 진단받는 것입니다. 수면장애와 불면증은 별개라는 점에 주의해주시길 바랍니다. '불면증'은 밤의 병일 뿐만 아니라 낮 시간 동안의 병이라는 측면도 있는 것입니다.

수면에 대해 돌이켜 생각해본다

그렇다면 여러분의 수면은 어떠실까요. 표 4-1에서 제시한 것은 '아테네 불면척도'입니다. 이것은 WHO(세계보건기관)의 서포트 아래 '수면과 건강에 관한 세계 프로젝트'가 작성한 세계 공통의 불면증 측정법입니다. 8개 질문에 대

표 4-1 아테네 불면척도

아래의 A에서 H까지의 여덟 가지 질문에 대해 답변해주십시오. 지난 한달 동안 적어도 주3회 이상 경험했던 항목에 표시해주십시오. 선택지 앞에 있는 점수의 합계로 결과가 진단됩니다.

A 잠자리에 들고 나서 실제로 잠들 때까지 어느 정도의 시간이 걸렸습니까?
   0 언제나 금방 잠이 든다
   1 평소보다 조금 시간이 걸렸다
   2 평소보다 대체로 시간이 걸렸다
   3 평소보다 매우 시간이 걸렸다

B 한밤중에 잠을 자다가 깨어났습니까?
   0 문제가 될 정도는 아니었다   1 약간 곤란한 경우가 있었다
   2 대체로 곤란하다   3 심각한 상태이거나 전혀 잠을 이루지 못했다

C 희망하는 기상시간보다 빨리 잠에서 깨어나 더 이상 잠을 이루지 못했던 적이 있었습니까?
   0 그런 적이 없었다   1 약간 일찍 일어났다
   2 대체로 빨리 일어났다   3 매우 빨랐거나 전혀 잠을 이루지 못했다

D 총 수면 시간은 충분했습니까?
   0 충분하다   1 약간 부족하다
   2 대체로 부족하다   3 매우 부족하거나 전혀 잠을 이루지 못했다

E 전체적인 수면의 질에 대해서는 어떻게 느끼고 있습니까?
   0 만족스럽다   1 약간 불만족스럽다
   2 대체로 불만족스럽다   3 매우 불만족스럽거나 전혀 잠을 이루지 못
                      했다

F 하루 중 기분은 어땠습니까?
   0 평소와 같다   1 약간 우울했다
   2 대체로 우울했다   3 매우 우울했다

G 하루 중의 신체적 및 정신적 활동 상태는 어땠습니까?
   0 평소와 같다   1 약간 저하했다
   2 대체로 저하했다   3 매우 저하했다

H 낮에 졸리는 정도는 어땠습니까?
   0 전혀 안 졸았다   1 약간 졸았다
   2 대체로 졸았다   3 심하게 졸았다

한 답변을 최대 24점으로 수치화하여 객관적으로 불면도를 측정할 수 있습니다. 합계 득점이 4점 미만일 경우 수면장애일 가능성은 없습니다. 4~5점일 경우에는 불면증일 가능성이 조금 있습니다. 가능한 한 의사와 상담해주십시오. 6점 이상인 경우에는 불면증일 우려가 있습니다. 즉시 의사와 상담하도록 합시다.

다섯 가지 P(5P)

수면장애란 두통과 마찬가지로 증상에 대한 이름으로, 그 원인은 매우 다양합니다. 수면장애의 원인은 종종 '다섯 가지 P(5P)'라고 요약되고 있습니다. 다섯 가지 P란, physical(신체적 요인), physiological(생리학적 요인), pharmacological(약리학적 요인), psychological(심리학적 요인), psy-chiatric(정신의학적 요인)의 앞 글자가 공통적으로 P라는 점에서 따온 것입니다.

여기서 각각의 P에 대해 그 구체적 내용을 살펴보도록 합시다. 우선 신체적 요인에 의한 수면장애는 동통, 빈뇨, 가려움증, 기침, 호흡곤란 등에 의해 발생하는 수면장애입니다. 생리학적 요인에 의한 수면장애는 소음, 빛, 불쾌한 온도 등 침실 환경이 좋지 않기 때문에 발생하는 수면장애입니다. 그중에는 이사나 여행 등 환경변화에 대한 생리적 반응, 시차 적응이나 교대 근무에 기인하는 시간생물학적 요인에 의한 수면장애, 이불 속에서의 스마트폰 사용 등 부적절한 생활습관에 의해 유발되는 생활습관적 요인에 의한 수면장애도 포함됩니다.

약리학적 요인에 의한 수면장애는 약물이나 술 등 기호품에 의한 부작용 내지는 금단현상에 의한 수면장애가 포함됩니다. 수면제 대신 취침 전 음주를 즐기는 사람도 많을 것입니다. 취침 전 음주는 잠을 쉽게 이룰 수 있도록 도와주는 작용이 있긴 하지만 알코올이 빠져나가는 시간대가 되면 강한 각성작용을 일으켜 '도중각성(수면유지 장애)'

이나 '조기각성'의 원인이 됩니다. 또한 알코올에는 내성이 생기기 쉽기 때문에 취침 전 음주의 양은 점차 증가할 위험성이 있습니다. 일단 습관이 된 취침 전 음주를 갑자기 중단해버리면 수면장애가 발생합니다. 약에 의한 수면장애로는 C형간염 치료 등에 사용되는 인터페론, 혈압약인 베타차단제, 알레르기질환 등에 사용하는 스테로이드, 기관지 확장제 등이 있습니다.

심리학적 요인에 의한 수면장애로는 시험을 앞둔 수험생이나 부도를 걱정하고 있는 사장님처럼 과도한 스트레스, 긴장 등에 의한 급성 수면장애가 대표적입니다. '불면증'은 급성 수면장애에 이어 직접적인 스트레스가 사라진 후에도 지속되는 만성적인 수면장애를 가리킵니다. 불면증에는 그 키워드로서 '세 가지 P(3P)'가 있습니다. 이에 대해서는 후술하겠습니다.

마지막으로 정신질환에 동반되는 수면장애로는 우울증, 조현병(정신분열증), 불안성 장애(신경증) 등의 정신장애 등에 의한 수면장애가 대표적인 것입니다. 의료기관에서 진료를 받는 수면장애의 원인으로서는 가장 많은 것들입니다.

세 가지 P(3P)

'다섯 가지 P(5P)'와 헷갈리지만 불면증의 키워드로서 '세 가지 P(3P)'라는 것이 있습니다. 준비 인자predisposing factor, 결실 인자precipitating factor, 영속화 인자perpetuating factor라는 세 가지입니다.

만성적인 수면장애를 겪는 환자분들은 원래 수면장애에 빠지기 쉬운 '기질'을 가지고 있습니다. 자잘한 사건이나 환경의 영향으로 수면이 악화되기 쉬운 사람일 경우가 많은 것입니다. 이 기질이 '준비 인자'에 해당됩니다. 일시적인 스트레스, 예를 들어 부상이나 질병에 의한 단기간의 입원, 시험 직전, 부도 직전 등의 경제적 문제, 부부싸움이나 고부갈등 등의 사건에 노출되면 보통 사람이라도 수면에 방해를 받기 마련입니다. 더욱이 준비 인자를 가진 사람이 스트레스를 받게 될 경우에는 한층 더 분명한 수면장애 증상이 나타나기 시작합니다. 이러한 수면장애의 계기가 되는 사건이 불면증의 '결실 인자'에 상당하는 것입니다. 앞서 언급한 '다섯 가지 P(5P)'는 결실 인자에 해당한다는 이야기가 되겠습니다.

보통 사람이라면 스트레스가 사라지면 수면장애도 개

선됩니다. 하지만 만성적인 수면장애를 겪는 환자분들의 경우에는 스트레스와 수면장애가 지속하는 동안 '영속화 인자'가 기능해버리게 되어, 스트레스가 사라진 이후에도 여전히 수면장애가 지속됩니다. 수면장애를 장기화시켜 버리는 영속화 인자는 '신체화된 긴장감'과 '학습된 수면방해 연상'이라는 두 가지 요인이 상호 강화된 결과라고 파악되고 있습니다.

만성적인 수면장애 환자분들에게서는 수면장애에 대한 과민반응이 인정됩니다. "오늘 밤에는 잠을 잘 수 있으려나?", "잠을 이루지 못하면 큰일인데, 어쩌지?" 이런 식의 불안감으로 가득 찬 마음이 하루 종일 긴장감을 고조시킵니다. 또한 잠을 자려고 하는 노력이 도리어 입면을 방해하는 경우도 있습니다. 잠은 충분히 긴장감을 풀지 않으면 찾아오지 않는 법입니다. 그런데 만성적인 수면장애를 겪는 환자분들은 졸리지도 않은데 일찌감치 잠자리에 들어가거나 최선을 다해 잠을 청하려고 노력해버리기 쉽습니다. 그런 노력의 결과 더더욱 눈이 말똥말똥해집니다. 그런 사실을 자각하면 당혹해하며 "역시 잠이 안 오네, 큰일이네, 어쩌지!" 하고 더더욱 불안감과 긴장감이 고조되어 잠을 이룰 수 없게 되어버리는 것입니다. 이것이 '신체화된 긴장감'입니다.

잠 못 이루는 침실에서 긴장감을 늦추지 못한 채, 이 불면이 내일 미칠 여파를 근심하며 괴로움에 몸부림치는 밤을 거듭해가다 보면 차츰 자택의 침실, 침상, 취침 전의 차림새 등의 상황이 정신 긴장을 높이고 수면장애를 초래하는 조건 자극이 되어버립니다. 여기에서 자택 침실에 들어오면 눈이 말똥말똥해진다는 고약한 학습이 완성됩니다. 그렇게 해서 수면장애가 영속화되어가는 과정이 틀을 잡아갑니다. 이것이 바로 '불면증'입니다.

잠을 잘 자는데도 불면증?

수면장애를 절실히 호소하는 환자분들 가운데에는 언뜻 보기에 잠을 푹 자고 있는 것처럼 보이는 분이 적지 않습니다. 이것은 불면증의 수수께끼의 하나입니다. 예를 들어 "선생님, 어젯밤에는 거의 한숨도 못 잤습니다!"라고 호소하는 환자분이 계십니다. 그러면 그 옆에서 남편 분께서 "코까지 골며 잘만 잤거든요!"라고 말을 가로막습니다. 겉으로 보기에는 알 수 없지만, 불면증의 경우 환자분의 호소와 실제 이루어진 수면이 상이한 경우가 종종 있습니다.

이런 환자분의 야간 수면을 수면 폴리그래프에 의해 검사해보면, 잠자리에 들고 나서 실제로 잘 때까지 필요한 시간, 야간의 수면의 깊이, 도중각성 시간, 조기각성 시각 등은 환자분들이 자각하고 있는 수면장애의 정도보다 훨씬 가벼운 경우가 자주 있습니다. 객관적인 검사 소견으로는 완전히 정상적인 수면인 경우도 결코 드물지 않습니다. 수면장애의 국제 분류에서는 이런 환자분들을 '수면 상태 오인', '역설성 수면장애'라고 진단하도록 되어 있습니다.

그렇다면 이런 환자분들의 수면에는 전혀 문제가 없을까요? 이에 대해서는 다양한 의견이 있습니다. 기본적으로 정상적인 수면이라고 판단하는 견해 외에도 다른 의견들이 있습니다. 예를 들어 수면 뇌파에 각성 시와 동일한 주파수 성분이 섞여 있다고 하는 의견, 자고 있을 때 통상적으로 보이는 에너지대사량의 저하가 그다지 보이지 않는다는 의견, 교감신경 등 자율신경계가 휴양 모드에 들어가 있지 않다는 의견 등이 그것입니다. 우울증과 같은 정신질환에 동반되는 수면장애의 경우, 이런 식의 '수면장애 자기평가'와 '검사에 의한 객관평가'에 큰 격차는 보이지 않습니다. 수면장애에 관한 자기평가가 객관평가에 비해 나쁘다고 하는 것은 불면증 환자에게는 일반적으로 보이는 경향입니다.

그런데 수면제 개발에 임해 그 효과를 수면 폴리그래프 검사로 실질적으로 검증할 수 있게 된 것은 비교적 최근의 일입니다. 이전에는 오로지 환자분의 자기평가에 근거하여 수면제의 유효성 평가를 행했습니다. 또한 수면장애에 관한 대부분의 역학적 연구는 수면의 주관적 자기평가에 근거하여 행해지고 있습니다. 때문에 불면증 환자분들 중에는 객관적으로도 수면이 망가지고 있는 사람과 주관적으로만 수면이 결핍되고 있는 사람들, 양자 모두가 포함되게 됩니다.

인지행동요법은 어떤 불면증에도 효험이 있다?

불면증의 또 하나의 수수께끼는 앞서 제시한 '다섯 가지 P(5P)'와 연관된 것입니다. 나중에 상세히 설명하겠지만, 이른바 만성 불면증(미국 정신의학회의『정신질환의 진단·통계 매뉴얼 제4판』에서는, 특정한 질병이 동반되지 않는데도 발생하는 원발성 불면증primary Insomnia)에 대한 인지행동요법으로 개발된 것으로 CBT-ICognitive Behavioral Therapy for Insomnia가 있습니다. 이것은 유효성과 안전성이 확립된 것으로 구미에서 널리 활용되고 있습니다.

CBT-I는 '세 가지 P(3P)' 가운데 영속화 인자에 영향을 주는 치료법입니다. 원래 불면증 치료를 목적으로 한 것이지만, 심신의 기초질환이나 약물에 의한 만성 수면장애, 즉 이차성 불면증에도 효과가 있다는 증거가 최근 축적되고 있습니다. 이것은 만성 불면증의 성립이 하나라는 사실을 시사하고 있습니다. 요컨대 불면증의 '다섯 가지 P(5P)'는 만성 불면증 성립 가운데 결실 인자의 분류에 지나지 않고, 만성화된 불면증은 '하나'라는 사고방식이 주류를 이루고 있습니다.

즉 유방암에 의한 수면장애, 요통에 의한 수면장애, 우울증에 의한 수면장애 등, 수면장애의 원인이 되는 질환의 증상으로서 발생하는 이차성 불면증이라는 사고방식에서, 그러한 질환 등에 만성 불면증이 합병증으로 온다는 시각으로 패러다임이 전환되고 있는 와중이라는 것이 현 상황입니다. 실제로 2015년에 개정된 미국 정신의학회에 의한 『정신질환의 진단·통계 매뉴얼 제5판』(DSM-5)에서는 그 직전 DSM-4에서 사용되던 '원발성 불면증'이라는 단어를 삭제하고 '불면성 장애'라는 새로운 진단명이 채용되었습니다.

원발성이란 속발성 혹은 이차성이란 단어의 반대개념입니다. 다른 병이나 장애에 의한 불면증이 속발성 혹은 이차성 불면증이며, 그와 대조적으로 원발성 불면증이란 다른 질병에 의한 것이 아닌 '순수한 불면증'을 지칭합니다. 한편 '불면성 장애'란, 만성 불면은 단 한가지이며 단독으로 나타나는 경우도 있고 독립적으로 다른 모든 질환의 합병증일 수 있기 마련이라는 '불면의 세 가지 P(3P)'라는 사고방식에 따른 개념인 것입니다. 인지행동요법의 우울증 버전과 불면증 버전에 대해서는 나중에 좀 더 자세하게 설명하겠습니다.

우울증이 있는 사람은 불면증에 걸렸다고 생각한다

우울증은 '몸의 병'이라고 해도 과언이 아니라고 생각합니다. 물론 우울증에서는 기분이나 의욕에 장애가 발생하지만 동시에 다양한 신체 증상이 출현합니다. 이것은 의외로 널리 알려져 있지 않습니다.

그림 4-5는 우울증의 신체 증상과 정신 증상에 대해 환자분들이 직접 의사에게 호소한 비율과 의사가 물어서 알아낸 비율을 표시한 것입니다. 우선 가장 빈도가 높은 우울증 증상은 수면장애라는 것을 알 수 있습니다. 그림에는 표시되지 않았지만, 수면장애와 식욕과 체중 변화는 모두 90% 이상의 환자분들이 인정한 증상입니다. 그 90%는 불면증과 식욕 저하·체중 감소입니다. 그 외에도 우울증 환자분들은 권태감이나 두통 등 신체적 증상이라면 거의 '모든 것에 해당사항 있음'이라고 해도 좋을 정도로 다양한 신체증상을 호소합니다.

하지만 골치 아프게도 신체적 증상은 환자분들이 직접 의사에게 호소할 수 있는 증상인 한편, 정신적 증상은 의사가 질문을 했을 때 비로소 환자분들이 인정하는 증상입니다. 불면증은 신체적 증상이기도 하지만, 의사가 물어

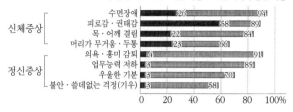

신체증상	수면장애	26 / 94
	피로감 · 권태감	58 / 89
	목 · 어깨 결림	22 / 84
	머리가 무거움 · 두통	23 / 66
정신증상	의욕 · 흥미 감퇴	4 / 91
	업무능력 저하	3 / 85
	우울한 기분	3 / 70
	불안 · 쓸데없는 걱정(기우)	3 / 58

그림 4-5 우울증에 보이는 증상 (와타나베, 1997)

보기 가장 용이한 정신적 증상이기도 합니다. 의사는 불면증이라는 것을 문진을 통해 확인했다면 자연스러운 분위기에 따라 다른 정신적 증상의 유무를 물을 수 있습니다. 즉 "잠을 이루지 못하는 것은 어떤 스트레스 탓일지도 모르겠네요"라는 식으로 '운'을 떼볼 수 있게 되고, 이어 '의욕 · 흥미', '업무능력', '기분', '불안'에 대해서도 자연스럽게 문진을 이어나갈 수 있게 되는 것입니다. 이 점을 통해서도 불면증이 '몸의 병'과 '마음의 병'의 접점에 있다는 사실을 엿볼 수 있습니다.

한편 '잠을 이루지 못한다', '식욕이 없다', '체중이 줄었다', '머리가 아프다', '쉽게 지친다' 등의 증상을 자각하면 어느 과 선생님의 진찰을 받을까요? 표 4-6에서 보이는 것

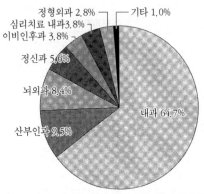

정형외과 2.8% ─┐ ┌─ 기타 1.0%
심리치료 내과 3.8% ─┐ │
이비인후과 3.8% ─┐ │ │
정신과 5.6%
뇌외과 8.4%
내과 64.7%
산부인과 9.5%

그림 4-6 우울증 환자분이 가장 먼저 방문하는 진료과 내역 (미키, 2002)

처럼 우울증 환자분이 가장 먼저 찾는 사람은 내과, 산부 인과 등 '몸의 병의 의사선생님'입니다. 정신과와 심리치 료 내과 등 '마음의 병의 의사선생님'은 전체의 10%에도 미치지 못합니다.

그렇다면 우울증 환자분이 내과 등의 의사선생님을 찾 아가 '몸의 증상'을 호소하며 진찰과 검사를 받았다고 칩 시다. 그 결과 "정말 다행이네요, 걱정할 것은 아무것도 없네요"라는 말을 듣는다면 어떨까요? "예? 이렇게 몸 상 태가 나쁜데, 어째서요?"라고 생각하지 않을까요? 얼마 전까지만 해도 이런 식으로 의사와 환자의 마음이 어긋났던 경우가 많았던 것이 사실입니다. 반대로 직접 불면증을 호소하며 진찰을 받는 환자, 즉 자칭 불면증 환자분들은 실은 우울증에 걸려 있는 경우가 많습니다.

최근에는 많은 '몸의 의사'가 우울증 진료에 대해 트레이닝을 받고 있습니다. 트레이닝을 받은 의사는 몸의 검사에 이상이 없다고 확인된 단계에서 자신이 먼저 "그런데 환자분은 잘 주무시고 계십니까?"라고 환자에게 묻게 되어 있습니다. 수면장애를 통해 우울증 환자분들을 발견하는 것은 매우 유용한 일입니다. 시즈오카静岡 현 후지富士 시에서의 시도가 유효했다는 결과로 인해 우울증을 가려내는 방법으로 전국적으로 활용되고 있습니다.

만성 수면장애는 적신호

1989년 Ford와 Kamerow는 특정 지역 다수의 일반주민들을 대상으로 수면장애에 관한 조사를 시행하고, 1년 후 우울증 발병에 대해 조사하여 보고했습니다. 그 결과 수면장애는 어느 연령 군에서든 약 10%가 보이는데, 그중

40%는 우울증, 불안장애 등의 정신장애에 의한 것이라는 사실을 알게 되었습니다. 나아가 정신장애와 무관한 수면장애(불면증)를 가진 주민 중에는 그 증상이 1년 안에 개선되지 않았을 경우, 우울증 발병 리스크가 약 40배에 달한다는 사실을 발견했습니다. 그 후 비슷한 연구에 의해 수면장애는 만성화되기 쉽고, 수면장애가 만성화된 사람들의 경우, 그렇지 않은 사람과 비교해서 우울증 발병 리스크가 몇 배나 올라간다는 사실을 알게 되었습니다.

'메타 해석'이란 단어가 최근 자주 사용되고 있습니다. 이것은 역학적 보고나 약물 등의 유효성에 관한 연구에 대해 자주 행해지는 연구방법입니다. 예를 들어 만성 불면증이 우울증 발병의 위험 인자가 될 수 있는지를 검토한 연구는 많이 있지만, 그 결론은 반드시 일치하지 않습니다. 개개의 연구에서는 환자분들의 숫자가 한정되어 있으며, 그 배경도 서로 상이하기 때문에 결과는 당연히 제각각입니다. 그래서 비슷한 종류의 테마에 관한 연구보고를 다수 모아, 증상의 예시 숫자를 늘리고, 배경 인자가 너무 편중되지 않도록 한 후 다시금 해석을 해보는 것입니다. 이런 메타 해석을 행함으로써 개개의 연구보다 훨씬 더 정밀하게 해당 테마에 대한 통계학적 결론을 이끌어낼 수 있습니다.

우울증과 수면장애의 메타 해석을 예로 들어봅시다. 일례를 들면 어떤 시점에서 수면장애를 가진 군과 그렇지 않은 군을 함께 정해 그 수년 후 우울증 발병 빈도를 서로 비교한, 과거의 16가지 연구를 취합하여 해석의 대상으로 삼은 메타 해석이 있습니다. 그 결과 수면장애가 있는 군에서는 그렇지 않은 군에 비해 장래 우울증이 발병할 리스크가 평균적으로 2.1배, 유의미하게 높아진다는 사실이 드러나고 있습니다.

나아가 청년기의 수면장애 유무는 중년기 이후의 우울증 발병과 연관 있다는 주목할 만한 보고가 있습니다. 그림 4-7을 살펴봐 주십시오. 미국의 명문의과대학인 존 홉킨스대학 의학부 남학생 1,053명을 대상으로 졸업 후 최장 40년에 걸쳐 추적하여 우울증의 누적 발병률을 조사한 연구가 있습니다. 그 결과 101명에게 우울증이 발병하여 안타깝게도 그중 13명이 자살해버렸다는 것을 알게 되었습니다. 세간에서 말하길 우울증 발병률은 '남자는 10%, 여자는 20%'라고 하는데, 그것과 정확히 부합하는 숫자입

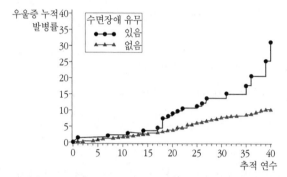

그림 4-7 존 홉킨스 대학 의학부 남학생 1,053명의 우울증 누적 발병률 추적조사. 학창시절 수면장애를 경험하지 않았던 군에서는 우울증 누적발병률은 추적 연수에 병행하여 완만히 상승하여 약 10%에 이른다. 수면장애를 경험한 군에서는 졸업 후 약 15년을 지난 시기를 전후로 급격히 우울증 발병이 증가하여 최종적으로는 30%를 넘는다 (Chang, 1997)

니다. 참고로 일본인들의 경우 그보다는 조금 적은 숫자라고 파악되고 있습니다. 또한 우울증 환자분의 자살률은 10% 전후라고 하는데, 그것과도 잘 부합하는 자살자 수입니다.

홍미롭게도 학창시절 수면장애를 경험한 사람 중에는 그렇지 않은 사람에 비해 중년기 이후에 우울증이 발병하는 사람이 많아서, 최종적으로 우울증 누적 발병률이 약 2

배까지 이르렀다고 합니다. 미국 의대의 학창생활은 '하버드 대학의 공부벌레들'이라는 단어로도 표현되고 있는 것처럼 방대한 예습과 리포트 제출, 시험에 쫓기는 스트레스의 연속입니다. 그런 학창생활 속에서 수면장애를 경험하는 것은, 딱히 순진한 사람에 국한된다고 할 수 없을 것입니다. 오히려 수면장애를 경험하지 않았던 사람 쪽이 보기 드문 사람일지도 모릅니다. 이런 연구가 밝혀내고 있는 점은 일시적인 수면장애라는 경험 자체가 우울증이 발병하기 쉬운 성향과 연관되어 있다는 점입니다. 장래에 우울증에 걸린다는 것은 매우 특별한 사람이 아니라 스트레스를 받아 일시적으로 불면증을 체험했다는 정도의 사람이라도 우울증이 발병될 가능성이 높아질 수 있는 것입니다.

우울증도 생활습관병?

과로가 심신의 건강에 악영향을 미친다는 것은 당연한 일입니다. 특히 우울증 발병이나 자살에 과로가 깊이 관여하고 있다는 것이 중요합니다. 과로로 인한 자살이 노동재해의 대상이 되고 있다는 사실을 알고 계신지요.

과로의 문제는 수면에 크게 관여합니다. 이것은 여러분들의 경험에 비추어 보시면 이해하실 수 있으리라 생각합니다. 예를 들어 직장 체재 14시간, 통근 왕복 2시간이라고 하면 자택에서 지내는 시간은 8시간이 됩니다. 입욕이나 몸치장, 식사 시간을 빼면 잠자리에 들어가 있는 시간은 고작해야 6시간. 이렇게 바쁠 때는 침대에 누워도 여전히 머릿속은 풀가동 상태입니다. 오늘 업무, 내일 일정 등이 뇌리를 스쳐 지나가며 좀처럼 잠들 수가 없겠지요.

어쩔 수 없이 잠을 자기 위해 음주에 의지하는 분도 계실지 모릅니다. 하지만 취침 전 음주는 결코 바람직하지 않습니다. 잠을 청하는 데 당장 도움을 주는 작용은 분명 있을지도 모르지만, 이 작용은 곧 습관이 되어버립니다. 때문에 잠에 들기 위한 음주량이 점차 늘어갑니다. 아울러 가까스로 잠들 수 있어도 알코올의 혈중 농도가 낮아질 때 눈이 떠져 버립니다. 돈 떨어질 때 인연도 끝장이 난다는 말이 있듯이, 그야말로 술기운이 떨어질 때 잠기운도 끝장나 버리는 것입니다. 이처럼 과로는 수면에 할당된 시간을 빼앗아버릴 뿐만 아니라 불면증을 초래하는 경우가 많습니다.

실제로 일주일간의 노동시간과 수면장애의 관계를 검토한 영국의 보고가 있습니다. 입면장애는 일주일간의 노동시간이 35~40시간인 사람에 비해, 41~55시간인 사람의 경우 1.69배나, 55시간 이상인 사람의 경우 4.12배가 올라갑니다. 또한 자칫 수면부족에 빠질 수 있음에도 불구하고 일주일간 55시간 이상 일하는 사람에게는 조기각성이 1.4배, 숙면장애가 1.8배 많다는 점에도 주목할 필요가 있습니다. 잠을 잘 이룰 수 없을 뿐만 아니라 도중각성은 적지만 깊은 잠을 이루지 못하고 아침 일찍 눈이 떠져 버리는 경향이 보입니다. 이런 노동 형태가 일상적이 되면 결국에는 이에 익숙해져 잠을 잘 수 있게 되는가 하면, 그렇지도 않습니다. 수면장애의 리스크는 점차 높아진다는 것을 알 수 있습니다.

이처럼 장시간의 노동은 수면부족과 함께 수면장애의

표 5-1 우울증이 없는 사람에 비해 우울증 환자에게서 유의미하게
증가하는 발생 리스크

	상대 위험도
사망률	1.81배
심장질환	1.81배
고혈압	1.42배
뇌졸중	1.34배
당뇨병	1.60배
비만(BMI>30)	1.58배

원인이 되기도 합니다. 장시간 노동이 우울증 발병의 위
험 인자가 되는 것은 수면의 관점에서도 가히 수긍할 수
있습니다.

우울증 환자에게는 생활습관병이 많다

표 5-1을 살펴봐 주시길 바랍니다. 생활습관병이나 대
사증후군(메타볼릭 증후군)이라 불리는 증상 및 질환의 발병
리스크는 우울증 환자분의 경우 우울증이 아닌 환자분에
비해 34~81%나 높아집니다. 그것을 반영하여 우울증 환
자분들의 사망 리스크는 우울증이 없는 사람에 비해 81%
나 높습니다. 이 표에는 나타나 있지 않지만 암의 리스크

도 29% 증가하고 있습니다.

　비만이 당뇨병이나 고혈압, 심순환기 질환을 일으킬 위험 인자로서 중요하다는 것은 여러분도 익히 아시고 계실 것입니다. 그런데 기실은 이러한 병들의 경우, 우울증 역시 비만 못지않은 위험 인자입니다. 위험 증대의 원인은 우울증 환자의 라이프 스타일, 즉 불규칙한 식사, 과도한 음주, 흡연, 편중된 식생활, 운동부족에 빠지기 쉬운 상황만으로는 설명이 되지 않습니다. 현재 우울증을 앓고 있는 환자분들 중에는 당뇨병이나 고혈압, 심장순환기 질환을 앓고 있는 사람이 많다는 사실도 알려져 있습니다.

생활습관병 환자들에게도 우울증이 많다

　이번엔 앞과는 정반대의 이야기입니다. 심순환기 질환, 뇌졸중, 당뇨병 환자분들 중에서는 우울증이 합병증으로 나타나는 빈도가 건강한 사람들에 비해 높은 것을 알 수 있습니다. 예를 들어 당뇨병 환자분들 중에는 우울증 빈도가 건강한 사람에 비해 2배 높다고 파악되고 있습니다. 나아가 당뇨병 컨트롤에 어려움을 겪고 있는 환자분들 중에는 우울증까지 발병하는 환자분들이 30%에 달한다는 보고도 있습니다. 아울러 뇌졸중 후에는 30~50%나 되는 환자분들이 우울증이 발병한다는 보고가 있습니다. 심부전 환자분들의 20%에서 우울증이 보이는데 이 숫자도 건강한 사람들의 약 4배입니다.

나아가 이런 병을 가지고 있는 사람에게 우울증이 합병증으로 나타나면 병의 예후나 병의 중증도에도 악영향을 끼칩니다. 심부전 환자분을 예로 들면, 우울증이 합병증으로 나타난 경우, 새로운 심질환 발생이나 사망 리스크는 2배 이상이 됩니다. 또한 관상동맥질환(협심증이나 심근경색) 환자분들 중 우울증, 특히 아무것도 즐길 수 없는 '무쾌락증'이란 증상(이것은 우울증의 중핵 증상의 하나라고도 생각되고 있는 증상입니다)을 가진 환자분들의 경우 그 사망률이 매우 높다고 합니다. 무쾌락증 증상이 없는 환자는 발병 1년 후에도 90%가 생존해 계시지만 무쾌락증이 있는 환자분들의 경우 약 70%의 생존률에 머무르고 있습니다.

뿌리는 동일?

이상과 같이 우울증과 생활습관병 사이에는 상호 밀접한 관계가 있다는 것을 소개했습니다. 요컨대 우울증 환자분들의 경우 생활습관병이 많다는 것, 우울증이 있으면 생활습관병에 걸리기 쉬워진다는 것, 생활습관병 환자분들의 경우 높은 빈도로 우울증이 보이는 것, 우울증이 합병증으로 나타나면 병의 예후나 사망률에 악영향이 보인다는 것 등, '닭이 먼저냐, 달걀이 먼저냐'의 관계에 있는 것입니다.

즉 이러한 것들은 그 뿌리에서 하나로 이어져 있는 것이 아닌가 하는 의문이 든다는 점입니다. 이 점에 대해서는 현재 매우 활발히 논의되고 있는 상황입니다. '뿌리'에 관한 메커니즘으로 현재 다음과 같은 네 가지 후보가 고려되고 있습니다.

①염증   ②HPA-axis
③교감신경 기능   ④산화 스트레스

개개의 항목에 대해서는 이제부터 좀 더 구체적으로 설

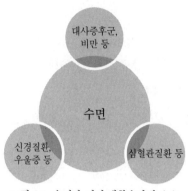

대사증후군, 비만 등

수면

신경질환, 우울증 등

심혈관질환 등

그림 5-1 수면과 여러 생활습관병 요소

명하겠지만, 여기서 수면은 어디서 나오는가 하면, 그림 5-1과 같이 됩니다.

염증

염증이라고 하면 피부에 난 종기나 상처가 화농했을 때처럼 세균이 침입했을 때의 증상을 우선 머릿속에 떠올리실 것입니다. 하지만 현재 염증은 좀 더 넓은 의미로 파악되고 있습니다. 즉 염증이란 원인이 무엇이든 유해한 자극이 가해졌을 때의 면역 응답의 총체라고 생각되고 있습니다. 종기나 상처는 염증의 전형적인 예인 것입니다.

이처럼 몸의 부위에 유해한 자극이 가해져 염증이 발생하면, 붉어지며 종창腫脹, 발열, 동통이 발생합니다. 염증이 일어난 부위에서는 혈관이 확장해서 혈류가 증가하고(붉은색을 띠게 되는 메커니즘), 혈관으로부터 혈액 같은 성분이 흘러나오고(종창의 메커니즘), 백혈구가 동원되어 염증 부위에 모여들어 세균이나 훼손된 조직의 단편들을 닥치는 대로 잡아먹습니다. 또한 염증이 나 있는 부위에서 다양한 염증 부산물이 만들어져 방출됩니다. 그 작용으로 국소적으로, 혹은 전신에 걸쳐 열이 나거나 국소 신경이 자극되어 통증이 유발됩니다(발열과 동통의 메커니즘). 염증이 진행되는 사이에 죽은 세포나 세균은 제거되고 피부 상피 조직은 재생됩니다.

그리하여 염증은 자연스럽게 나아가는 것이 보통인데, 개중에는 장기간에 걸쳐 지속되는 염증이 있습니다. 그것을 만성염증이라 부릅니다. 만성염증은 비만, 심리사회적 스트레스, 사회적 고립, 수면부족이나 수면장애, 영양학적으로 편중된 식사 등, 종래 염증과는 무관한 것이라고 생각되어왔던 요인으로 발생된다는 것을 알 수 있습니다.

비만을 예로 들어 설명해봅시다. 비만은 지나친 영양이 중성지방으로 바뀌어 그것이 지방조직(피하지방, 내장지방 등)에 쌓인다는 것입니다. 종래까지 지방조직은 중성지방을 저장하는 단순한 창고라고 간주되어왔습니다. 그런데 현재는 지방조직이란 다양한 역할을 하는 체내 최대의 내분비기관(호르몬을 분비하는 기관)임이 밝혀지고 있습니다.

지방조직에서 생겨나 분비되는 것은 '아디포사이토카인'이라 총칭되는 다양한 생리활성물질입니다. 정상적인 사람의 지방조직에서는 선한 역할을 하는 아디포사이토카인인 아디포넥틴, 렙틴 등이 분비됩니다. 아디포넥틴은 당의 흡수를 촉진시키고 지방의 연소촉진에도 기여하며, 렙틴은 만복감을 주는 시그널 역할을 하여 식욕을 억제시킵니다. 그런데 비만이 어떤 한계를 넘어버리면 선한 역할을 하는 아디포사이토카인인 아디포넥틴이 줄어들고 악한 역할을 하는 아디포사이토카인인 케모카인chemokine(백혈구를 유인하는 작용을 가진 단백질)의 일종인 '단핵세포 주화성인자MCP-1'가 증가한다는 것이 보고되고 있습니다. 증가한 MCP-1은 지방조직에 백혈구의 일종인 매크로퍼지(그것도 나쁜 역할의 MI 매크로퍼지)가 스며들도록 유도합니다.

매크로퍼지macrophage는 생체 안을 아메바처럼 운동하듯 돌아다니며 이물질이 들어오면 닥치는 대로 먹어 삼키는 세포입니다. 죽은 세포나 그 파편, 체내에 생긴 변성물질이나 침입한 세균 등의 이물질을 탐욕스럽게 먹어치우며 소화하는 청소부 역할을 하는 백혈구지요. 요컨대 매크로퍼지가 지방조직에 스며드는 것은 여기에 만성염증의 첫걸음이 시작된다는 것을 의미합니다. 매크로퍼지는 염증성 사이토카인인 TNF-α, IL-6, IL-12 등을 방출합니다. 또한 TNF-α는 지방세포에 자극을 주어 지방세포에서 온 MCP-1을 포함한 염증성 사이토카인 생산·방출을 촉진하고 매크로퍼지를 활성화하는 유리지방산을 만들어냅니다.

만성염증의 결과 지방조직에는 섬유화가 일어나며 그 부위에는 그 이상의 지방은 축적하기 어려워집니다. 그러면 축적될 수 없게 된 지방이, 원칙적으로 지방을 축적하지 않는 혈관벽이나 간, 골격근, 췌장 등에 축적되어버리게 됩니다. 그 때문에 동맥경화, 지방간, 지방과 골격근에서의 인슐린 저항성, 췌장 β세포로부터의 인슐린 분비부전 등 당뇨병으로 향하는 입구가 열릴 뿐 아니라, 메타볼릭 증후군을 동맥경화나 고혈압, 나아가 심장병으로 이끌어 버리는 것입니다. 요컨대 비만은 만성염증을 통해 메타볼릭 증후군과 심혈관장애를 일으키는 것입니다.

비만의 경우와 마찬가지로 어느 부위의 만성염증이든 염증과 관련된 다양한 물질이 만들어지고 전신으로 방출됩니다. 그 대표적 존재는 간에서 만들어진 염증 관련 단백질인 CRP, 백혈구로 만들어진 IL-1, IL-6, TNF-α 등의 염증성 사이토카인입니다. 이러한 사이토카인은 우울증 환자분들의 경우 높은 수치를 보입니다. 우울증 치료에 의해 우울한 증상이 개선되면 그러한 수치는 정상화된다고도 보고되고 있습니다.

만성간염 치료에는 사이토카인의 일종인 인터페론이 효과적입니다. 그런데 인터페론의 몹시 심각한 부작용의 하나로 '자살'이 있습니다. 자살의 위험은 우울증을 거쳐 발생되는데, 인터페론 요법이 시작될 무렵에는 아직 우울증과의 연관이 알려져 있지 않았습니다. 약에 첨부된 문서에 '심각한 부작용'으로 가장 먼저 '자살'이라는 글자가 적혀 있어서 깜짝 놀랐던 것이 아직도 기억납니다.

이처럼 만성염증은 메타볼릭 증후군이나 심혈관질환만

이 아니라 우울증의 배후에도 존재하는 중요한 인자라고 생각되고 있습니다.

우울증과 HPA-axis

HPA-axis는 '시상하부-뇌하수체-부신피질계'의 약칭으로 스트레스에 반응하는 부신피질 호르몬의 조절에 관여하는 중요한 네트워크를 말합니다. 스트레스를 받으면 우선 뇌의 시상하부 실방핵에서 CRH(부신피질자극호르몬 방출호르몬)이라는 호르몬이 합성되기 시작합니다. 더욱 더 많이 합성된 CRH은 신경 축색을 통해 뇌하수체 부근의 모세혈관으로 방출됩니다. CRH은 뇌하수체에 자극을 가해 ACTH(부신피질자극호르몬)의 분비를 촉진합니다. 분비된 ACTH는 전신의 혈류를 따라 부신(신장의 상단에 있는 호르몬 장기)에 이르러 같은 부위에서 부신피질호르몬인 코르티솔의 분비를 촉진합니다.

코르티솔은 지용성이기 때문에 뇌 안에 간단히 들어갈 수 있습니다. 뇌 안에 들어온 코르티솔은 뇌하수체에서 ACTH의 분비를, 실방핵에서 CRH의 분비를 억제합니다.

요컨대 코르티솔의 분비에는 이중의 피드백에 의한 브레이크 장치가 갖추어져 있는 것입니다. 또한 실방핵으로부터의 CRH 분비는 기억이나 정동의 중추 중 하나이기도 한 해마에 의해 폭주가 일어나지 않도록 지배를 받고 있습니다.

코르티솔에는 혈당을 상승시키고 염증을 억제하는 작용이 있습니다. 하지만 만성적으로 코르티솔 수치가 높은 상태가 지속되면 다양한 지장이 발생합니다. 쿠싱증후군, 신장염, SLE 등의 자가면역질환 치료를 위해 사용되는 부신피질호르몬 제제製劑의 부작용인 약제성 쿠싱증후군이 대표적입니다. 주로 상반신과 복부에 지방이 쌓이기 때문에 달 모양의 둥근 얼굴, 팔뚝과 목 뒷부분의 지방 축적에 의한 들소형 비만, 축 늘어난 복부 비만 등, 한눈에 알아볼 수 있는 특징이 있습니다. 또한 합병증으로 당뇨병과 고혈압이 생깁니다.

코르티솔에 염증을 억제하는 작용이 있다면 만성염증의 유해한 영향을 코르티솔이 억제해주는 게 아니냐고 당연히 기대될 것입니다. 하지만 HPA-axis의 과도 흥분이 지속되면 면역계 기능을 담당하는 세포는 더 이상 코르티솔의 말을 듣지 않게 되어버린다고 알려져 있습니다. 요컨대 HPA-axis의 지나친 항진과 만성염증이 공존하게 되는 것입니다. 아울러 염분 밸런스가 무너지고 나트륨 배설이 악화되기 때문에 고혈압이 되어버립니다. 염증이 억제되기 때문에 세균 등의 감염에 약하고 상처가 더디게 아문다는 특징도 있습니다.

우울증을 비롯한 정신질환 진단이 어려운 이유 중 하나는 객관적인 검사 수치로 진단이 불가능하다는 점을 들 수 있습니다. 당뇨병이라면 혈당치나 글리코헤모글로빈Glycohemoglobin(당화 혈색소, HbA1c) 수치로, 통풍이라면 요산 수치로, 간 질환이라면 간 효소치의 이상(γGOT, GOT, GPT 등)이나 간 초음파 영상, CT, MRI 등의 영상 검사로 객관적인 소견에 바탕을 두고 진단을 내릴 수 있습니다. 그런데 정신질환에는 그런 객관적 검사가 없는 것이나 마찬가지입니다. 때문에 그 진단은 환자분들의 주관적인 호소나 행동, 표정 등을 근거로 내려지게 됩니다. 바로 이점에 정신질환 진단의 어려움, 애매함이 있습니다.

그런데 정신과 진단에도 유일하게 객관적인 검사가 있습니다. 그것이 '덱사메타존 억제 시험DST(dexamethasone suppression test)'입니다. 이것은 전날 밤에 HPA-axis를 억제하는 작용이 있는 덱사메타존을 투여한 후 이튿날 코르티솔의 수치가 내려가는지의 여부를 조사하는 검사입니다. 우울증 환자분들의 경우 HPA-axis의 이상이 있어서 덱사메타존을 복용해도 다음 날 코르티솔 수치가 내려가지 않기 때문입니다. 최근에는 이 검사의 정밀도를 보다 높인 방법도 개발되고 있는데, 번거로움에 비해 감도(환자의 양성률)와 특이도(양성의 사람 가운데 환자가 차지하는 비율) 모두 만족스러울 만하게 높지는 않다(대체로 60% 전후)는 점이 고민스러운 바입니다. 하지만 적어도 우울증 환자분들의 상당 부분은 HPA-axis의 이상을 동반하고 있다는 점, 아울러 우울 증상의 개선에 따라 그런 이상이 정상화된다는 점은 틀림없는 사실입니다.

독일의 막스 프랑크 연구소의 홀스버 교수는 우울증을 'HPA-axis 병'이라고 갈파하며 그림 5-2와 같은 모식도를 제시하고 있습니다.

여기서 'HPA←'는 HPA-axis의 과도한 항진이 있으며, 혈장 코르티솔이 지속적으로 높은 수치를 보이고 있음에도 불구하고 뇌 내의 CRH가 억제되지 않는 상태를 의

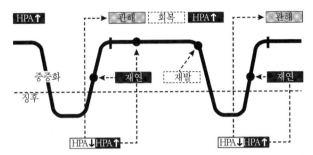

그림 5-2 우울증 경과를 HPA-axis의 이상으로 설명하는 홀스버의
가설

미합니다. 'HPA→'는 그 정상화를 나타냅니다. HPA-ax-
is의 상승이 계속되면 마침내 우울 증상이 시작되고 결국
에는 우울증이라 말할 수 있는 정도로까지 심각해집니다.
HPA-axis가 정상화됨에 따라 우울증은 개선되지만, 그 과
정에서 다시금 HPA-axis가 항진하면 병이 다시 도져 버리
는 것입니다(재연再燃). HPA-axis가 정상화되어 우울 증상
이 소실되어도 그 후 4~6개월은 HPA-axis도 우울 증상도
다시금 도질 위험성이 높은 시기이기 때문에 이 시기를 관
해寬解라고 부릅니다. 이 시기에 병이 다시 도지면 그것은
재발이 아니라 재연再燃이라고 생각하는 것입니다. 4~6개
월 이상에 걸쳐 증상의 소실이 지속된다면 비로소 회복되

었다고 간주합니다. 회복 후 다시 도지는 것을 재발이라고 부릅니다.

이처럼 관해, 회복, 재연, 재발 등 꼼꼼히 구별하는 것은 우울증의 회복기가 매우 취약한 시기라는 것, 치료에 의해 우울증 증상이 완전히 호전된 후에도 그 취약한 시기가 한동안 계속되는 것이 그 이유입니다. 관해의 시기는 상처 부위에 '부스럼 딱지'가 생긴 것 같은 상태에 비유할 수 있습니다.

그렇다면 우울증을 치료하기 위해서는 바로 이 HPA-axis를 억제하면 되지 않을까 하는 생각이 들게 될 것입니다. 실제로 홀스버 교수 연구팀은 HPA-axis의 지배자인 CRH의 활동을 억제할 약물(CRH 수용체에 대한 길항제)을 개발하고, 항우울 효과가 있다는 사실을 발견했습니다. 그런데 현재 사용되고 있는 항우울제(SSRI나 SNRI라 불리는 항우울증 약제)도 과거부터 사용되고 있는 항우울증 약제(화학 구조 특징으로부터 '삼환계 항우울제'라 불리는 약제)도 실은 HPA-axis를 정상화하는 작용을 가지고 있다는 사실은 그다지 알려져 있지 않습니다.

우울증과 교감신경

스트레스를 느낄 때 가장 먼저 기능하는 것이 교감신경계입니다. 교감신경계가 작동하면 맥박수가 빨라지고 혈압은 상승합니다. 피부 혈관이 수축하기 때문에 얼굴이 창백해지고 동공은 커집니다. 위기일발의 장면에서 동공이 열리는 것은 서스펜스 영화를 통해 익히 알고 계실 것입니다. 또한 소화관 운동이 저하됩니다. 에너지 수요의 증대를 간파한 것처럼 혈당치가 상승합니다. 덕분에 졸음도 싹 달아납니다.

이런 일련의 변화는 '전투 모드'에 들어갔다는 신호입니다. 위험을 잘 꿰뚫어보기 위해 동공이 열리고 격한 전투를 향해 심장이라는 엔진에 시동이 걸리며 가솔린인 혈당치가 상승하는 한편, 전투에 동반되는 출혈을 피해 우선순위가 높은 부위로 많은 혈류를 보내기 위해 피부나 내장 등의 혈류가 감소하고 소화기관의 운동도 억제되는 것입니다.

그런데 '전투'가 끝난 후에도 교감신경활동이 지속적으로 높은 상태를 유지하면 여러 골치 아픈 사태가 발생됩니다. 고혈압이나 그 연장선상에 있는 심혈관 질환의 발병이 촉진되는 것입니다. 또한 혈당치 상승의 결과 당뇨병이 발병하기 쉬워집니다. 교감신경은 HPA-axis의 활동을 고조시키고 염증을 촉진하는 작용을 가지고 있습니다. 이런 것들은 앞서 서술했던 것처럼 메타볼릭 증후군이나 우울증 발병 리스크를 증대시키는 것입니다.

우울증과 산화 스트레스

살아 있는 생명체의 활동을 지탱하는 에너지는 차의 엔진이 가솔린을 태워 마력을 얻는 것과 마찬가지로 탄소와 수소 등으로 이루어진 영양 성분을 태우는 것에서 유래됩니다. '태운다'는 것은 열원의 분자에 산소를 갖다 붙이는 것, 즉 산화하는 것입니다. 탄소를 태우면 이산화탄소로, 수소를 태우면 물이 된다는 것은 잘 알고 계실 것입니다.

차의 엔진은 가솔린(탄소와 수소로 이루어집니다)을 폭발시켜 그 폭발력으로 피스톤을 움직이는 것인데, 폭발에 의해 발생되는 대량의 열은 에너지의 로스로 이어집니다. 배기가스는 이산화탄소와 수증기가 주된 성분입니다. 생물도 차의 엔진과 마찬가지로 공기 중의 산소를 흡수하여 영양

성분을 산화하면서 에너지를 얻고 이산화탄소와 물을 배설합니다.

단 생물의 엔진은 차의 그것보다 상당히 정교하게 만들어져 있어서 영양분이 가지고 있는 잠재적인 에너지를 매우 효율적으로 뽑아낼 수 있게 되어 있습니다. 음식물을 소화해서 얻을 수 있는 당분, 지방산 등이 주된 영양소인데, 이러한 것들은 세포 안에 있는 미토콘드리아라는 이름의 소기관에서 태워집니다. 이 과정은 산화의 단계를 전자 하나 단위로 행하는 지극히 정밀한 것입니다. 하지만 그 과정에서 원래의 산소보다 한층 산화력이 강한 '활성산소성분ROS'이 부산물로 만들어져 버립니다.

ROS는 그것을 제거하는 효소나 항산화제 작용(ROS에 의해 산화되는 것으로 안정된 분자가 되는 물질. 예를 들어 비타민C, 비타민E, 폴리페놀 등)의 활동(활성산소 소거계)에 의해 길항되기 때문에 통상적인 상태에서 그것이 생체에 악영향을 끼치는 일은 없습니다. 오히려 염증을 일으켰을 때 백혈구가 세균을 죽일 경우 중요한 무기가 바로 ROS인 것입니다.

그런데 만성염증, 부적절한 생활습관(흡연, 편식 등), 당뇨병 등의 영향으로 활성산소의 생성이 촉진되거나, 활성산소 소거계의 움직임이 저하되면, 양자의 밸런스가 무너지고 ROS가 우세해집니다. 이 상태를 '산소 스트레스 상태'라고 부릅니다.

산소 스트레스는 지방질, 단백질, 당, DNA 등의 산화를 촉진하고 세포 기능에 지장을 초래합니다. 그 결과 동맥경화나 심혈관 장애, 당뇨병 등의 메타볼릭 증후군, 암 등의 발병을 촉진한다고 파악되고 있습니다. 뇌 안에서는 '마이크로글리아'라는 말초 백혈구에 상당하는 면역세포가 있습니다. 그것이 염증성 사이토카인 등의 영향으로 활성화되면 ROS를 만들어 방출하고, 뇌 조직을 방해한다는 사실도 알려져 있습니다. 이 과정은 알츠하이머병, 파킨슨병 등의 중추신경질환의 경우와 마찬가지로 조현병과 우울증에서도 중요한 역할을 하는 것으로 파악되고 있습니다.

양질의 수면이 가장 좋은 예방책

수면을 제한하면 혈중의 염증성 사이토카인인 IL-6이나 TNF-α의 수치가 상승합니다. 그와 함께 권태감도 증가합니다. 예를 들어 수면 시간을 7시간에서 5시간으로 줄인 것만으로 건강한 사람이라도 하루 종일 IL-6의 수치가 상승합니다. 또한 불면증 환자분의 경우 염증을 나타내는 고감도 CRP, IL-6과 TNF-α의 혈장 농도가 낮 시간 동안 상승한다는 것도 보고되고 있습니다. 즉 수면장애나 수면부족은 만성염증 특유의 염증성 사이토카인 상승과 연관되어 있는 것입니다.

이 점은 결코 놀랄 만한 일이 아닐지도 모릅니다. 왜냐하면 정신적인 스트레스만으로도 염증성 사이토카인은 상승하기 때문입니다. 건강한 사람이라도 다른 사람 앞에서 15분간 스피치와 암산을 시키면 청중들에 비해 염증세포를 활성화시키는 NF-χB-binding activity가 3~4배 상승한다고 보고되고 있습니다.

정상적인 수면, 특히 깊은 비렘수면은 HPA-axis를 억제합니다. 반대로 자지 않으면 HPA-axis의 항진이 일어납니다. 또한 HPA-axis를 책임지고 있는 CRH에는 각성작용이 있습니다. 중년 이후의 남성의 경우, 이런 각성작용이 증강한다는 사실도 알려져 있습니다. 또한 불면증 환자분의 경우 새벽이 시작되는 시간대에 대조군과 비교해서 ACTH와 코르티솔 모두 높은 수치를 보입니다. 유감스럽게도 CRH의 계측은 뇌척수액으로만 측정할 수 있습니다. 말초혈관에서는 불가능합니다. 하지만 불면증 환자분의 경우 혈중 코르티솔이 높은데도 ACTH가 높은 수치를 보이기 때문에 HPA-axis의 네거티브 피드백이 효과를 발휘할 수 없는, 즉 HPA-axis의 기능항진이 보인다는 사실을 알 수 있습니다.

코르티솔이 지속적으로 높은 수치를 보이면, 뇌 속 해마의 신경세포나 신경섬유 등에 장애가 발생합니다. 이것은 당질코르티코이드Glucocorticoid의 직접적인 신경독으로서의 효과와, 당질코르티코이드가 뇌 안의 뇌유래신경영양인자BDNF 생성을 억제한 결과 신경세포 생성이 감소됨으로 인한 효과의 상승작용일 거라고 생각됩니다. 따라서 'HPA-axis 병'이라고도 불리는 우울증 환자의 경우 해마 용적이 대상군에 비해 작아질 가능성이 있습니다. 사실 뇌의 해마 용적을 우울증 환자분과 건강한 사람끼리 비교한 복수의 연구보고를 정리하여 앞서 언급한 것처럼 메타 해석을 행하면, 우울증 환자분의 해마는 건강한 사람의 해마에 비해 유의미할 정도로 작다는 것이 드러납니다.

단 이 결과만으로는 우울증에 의해 해마가 줄어들었다거나, 애시당초 해마가 작은 사람이 우울증에 걸리기 쉽다거나 하는 점은 구별할 수 없습니다. 이 점에 대해서는 아직 결론이 나와 있지 않지만, 우울증 에피소드의 횟수가 많은 환자분일수록, 혹은 우울증을 앓은 기간이 긴 환자분일수록 해마가 작다는 보고가 있습니다. 따라서 우울증의 결과 해마가 줄어들었을 가능성이 높다고 생각됩니다. '마음의 감기'라고 불리며 누구나 걸릴 수 있는 병임에도 불구하고 우울증 때문에 뇌의 특정 부위의 크기까지 변해버렸다니, 매우 충격적입니다. 우울증을 치료하면 해마의 용적이 회복되는지, 그 여부에 대해서는 아직 일정한 결론을 내릴 수 없는 상황입니다.

해마는 HPA-axis의 폭주를 막아낼 최고사령부 역할을 맡고 있습니다. 해마의 파괴가 우울증 발병에 중요한 역할을 한다는 것은 이 점을 통해서도 분명합니다. 그런데 앞서 불면증 환자분들 중에는 HPA-axis가 항진하고 있다고 언급했습니다. 그렇다면 불면증만으로도 해마의 용적이 줄어드는 게 아닐까 하는 걱정이 앞섭니다. 이 문제의 답변 역시 아직 분명치 않은데, 그 가능성을 긍정하는 보

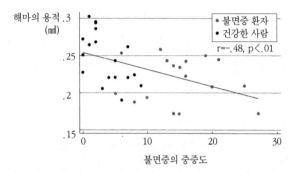

그림 5-3 해마의 용적과 불면증 중증도와의 관계. 불면증의 중증도는 아테네 불면척도 수치로 표시되어 있다. 득점이 높을수록 불면증은 중증이다. 이 그래프를 통해 불면증의 중증도는 해마 용적과 부(負)의 상관관계를 가지고 있음을 알 수 있다 (Neylan, 2010)

고도 있습니다. 그림 5-3은 해마 용적과 불면증 중증도 관계를 검토한 것입니다. 불면 증상이 강할수록 해마 용적이 작다는 사실이 드러나 있습니다.

마지막으로 산화 스트레스와 수면과의 관계에 대해 소개하겠습니다. 연구는 아직 걸음마 단계이지만, 동물실험에서는 강제로 잠을 못 자게 했을 경우, 수면을 방해해서 가끔씩 깨다 자다 할 수밖에 없게 된 경우, 양쪽 모두 산화 스트레스가 상승한다고 되어 있습니다. 불면증 환자분에 대한 몇몇 보고에 의하면, 불면증 환자분들의 경우 활성산소생성계의 상승과 활성산소소거계의 저하가 동시에 일어난다고 합니다. 산화 스트레스의 항진을 의미하는 소견이라고 말할 수 있을 것입니다.

우울증의 원인은 밝혀지지 않았지만, 그 배후에 다양한 심신의 스트레스가 있다는 것은 충분히 짐작할 수 있는 일입니다. 심신의 스트레스에는 사회적 · 정신적 스트레스만이 아니라 비만이나 당뇨병 등의 메타볼릭 증후군, 심혈관질환 등 순환기 질환이 포함됩니다. 즉 이런 종류의 신체질환이 있으면 우울증 발병이 촉진되는 것입니다. 반대로 우울증 환자분들의 경우 메타볼릭 증후군이나 순환기 질환 발병이 촉진되거나 그 예후를 악화시키는 것도 사실입니다. 이것은 이러한 세 가지 병의 상태에 공통된 기반이 있음을 시사하고 있습니다. 그 공통적 기반으로 염증, HPA-axis 항진, 교감신경 긴장, 산화 스트레스의 존재가 상정됩니다. 수면은 이런 모든 것들과 밀접한 관계를 가지며, 개선 가능한 생활습관이라는 점이 중요합니다. 양질의 수면을 통해 우울증, 메타볼릭 증후군, 순환기질환 모두를 예방하고 개선할 수 있다고 생각할 수 있습니다. 양질의 수면에 대해서는 제8장에서 소개하도록 하겠습니다.

제6장
인지행동요법이란?

우울증과 수면장애의 인지행동요법

인지행동요법은 영어로 Cognitive Behavioral Therapy 라고 말하는데 약칭해서 CBT라고 부르는 심리요법의 하나입니다. NHK의《클로즈업 현대》에서도 다루어진 적이 있었던 것처럼 우울증 표준 치료법의 하나로 구미에서는 이미 널리 보급되어 있습니다. 인지요법은 사물에 대한 시각이나 사고방식의 왜곡을 바로잡음으로써 증상을 개선하는 치료법입니다. 행동요법은 행동을 바꿈으로써 증상의 개선을 꾀하는 치료법입니다. 이 양자를 조합시킨 것을 CBT라고 부릅니다.

CBT는 현재 우울증에 대한 표준요법으로 각광을 받고 있습니다. 그 배경으로 우울 개념의 확산이 있는 게 아닐까 하는 생각이 듭니다. '우울증'은 비단 '생명감정의 장애'로서만 나타나는 것이라고는 할 수 없게 되었기 때문입니다.

단 우울증에 대한 CBT는 하나의 패러독스를 안고 있습니다. 우리들과 같은 연배의 세대가 그 옛날 배웠던 정신의학에 의하면 '우울증의 본질은 병적으로 기분이 우울해지는 것(침울한 기분)이며, 그것은 사고방식이나 사건들의 영향으로 변화하는 심정적 감정의 레벨에서 일어나는 것이 아니라, 보다 동물적인 레벨, 즉 시상하부의 자율신경 중추에 기원을 가진 생명감정(신체감정)의 장애 때문에 발생한다'는 병을 말합니다. 공복감, 피로감, 욕정의 만족·불만족 등의 신체적 레벨의 감정 저하를 인지·행동의 변용으로 개선시키는 것은 지극히 어렵다는 것을 상상할 수 있을 것입니다. 다소 거친 표현이겠지만 "배고픔을 사물에 대한 생각만으로 과연 달랠 수 있을까"라는 말입니다.

우울증에 대한 CBT는 치료자와 일대일로 30분 이상의 세션을 16~20회 이상 소화하는 것이 표준적입니다. 상당히 머리를 쓰는 숙제가 매회 부과되는데, 적어도 중증의 우울증 환자분들에게는 '무리'입니다. 자극의 주요 타깃은 행동보다 인지이기 때문에 적지 않게 이론적인 특징이 있습니다.

그에 비해 불면증에 대한 CBT는 보다 간단할 뿐만 아니라, 행동요법에 역점이 놓여 있습니다. 때문에 이론에 약한 사람들에게도 도입하기 쉽다는 장점이 있습니다. 1시간 이내의 세션을 4~6회 받는 것이 표준적입니다. 치료자와 일대일로 하는 것은 물론, 그룹 치료, 인터넷 치료, 혹은 텍스트를 사용해서 자습하는 형식으로도 가능합니다.

우울증에 대한 인지행동요법

'우울증은 수면장애의 배후에'의 장에서 불면증에 대한 인지행동요법CBT을 간단히 소개해드렸습니다. 여기서는 나중에 나오는 제8장 '악인을 권장함'과 관련시키며 CBT 의 내용에 대해서 좀 더 구체적으로 설명하겠습니다.

사람들은 언제나 합리적인 근거에 바탕을 두고 판단을 내리지 않습니다. 다양한 생활 속의 사건들에 대한 평가는 의식의 바로 밑에 있는 인지처리과정을 통해 결정됩니다. 그런 것들은 '자동사고'라고 불리며, 평소에는 의식 위로 떠오르지 않지만, 주의를 기울이면 그것을 의식할 수 있습니다. 그리고 우울증 환자분들의 경우, 그 자동사고가 괴롭고 불쾌한 정동과 좋지 않은 결과를 초래하는 행동으로 결부되어버립니다.

그 실례를 일본의 인지행동요법의 제1인자인 오노 유타카大野裕 교수가 번역한 『인지행동요법 트레이닝 북認知行動療法トレーニングブック』에서 뽑아 소개하겠습니다. 그림 6-1을 살펴봐 주시길 바랍니다. 왼쪽이 '사건', 가운데가 그에 대해 발동된 '자동사고', 오른쪽이 자동사고가 초래한 '정동'을 기록한 것입니다. 여러분들은 이것을 보고 자

사건	자동사고	정동
어머니가 전화로, 왜 누나의 생일을 잊어버렸는지 추궁하셨다.	'또 혼났네. 이제 엄마를 기쁘게 해 줄 방법 따위 없어. 어차피 뭘 하든 안 되니까. 어떻게 하면 좋을까.'	슬픔, 분노
마감일이 다가오는 큰 프로젝트에 대해 생각한다.	'나에게는 너무 무거운 짐이야. 기한에 맞출 수 있을 리가 없어. 상사 얼굴을 똑바로 못 보겠어. 일도 생활도 다 엉망이 될 거야.'	불안
남편이 나에게 언제나 안절부절못한다며 불평을 늘어놨다.	'남편은 나를 진짜로 혐오하고 있어. 나는 아내로서 실격이야. 하나도 즐거운 게 없어. 나와 함께하고 싶은 사람이 있을까.'	슬픔, 불안

그림 6-1 자동사고와 정동의 관계

동사고가 어떤 인지의 오류를 일으키는지, 알아차릴 수 있으시겠습니까?

자동사고 근저에는 '스키마'라고 불리는 정보처리의 기본적 패턴이 있습니다. 스키마는 유아기에 형성되기 시작해서 양육과 교육, 인간관계나 외상 체험 등, 다양한 인생 체험의 영향을 받아 형태가 만들어집니다. 스키마 중에는 비적응적인 것이 있으며, 그것은 스트레스로 활성화되고, 매우 살아가기 어렵게 만드는 자동사고의 원천이 되기도 합니다.

우울증에 대한 CBT는 사건에 대한 비적응적인 자동사고와 그 배후에 있는 인지의 왜곡을 의식화하고, 인지의 교정을 꾀하며, 결과적으로 사건에 의해 발생한 불쾌한 정동을 개선하는 과정을 트레이닝한다는 것입니다. 스키마의 구조를 자각할 수 있고 자동사고에 영향을 미치는 과정을 이해하며 돌아볼 것을 지향합니다.

불면증에 대한 인지행동요법

불면증에 대한 인지행동요법은 또 다른 이름으로 'CBT-I'라고도 말합니다. CBT-I의 'I'는 insomnia(불면증)의 첫 글자입니다. 앞서 언급했던 것처럼 CBT-I는 우울증에 대한 CBT에 비해 보다 간단할 뿐만 아니라 행동요법에 역점이 놓여 있습니다. 따라서 이론에 약한 사람들에게도 도입하기 쉽다는 장점이 있습니다.

잠을 이루지 못해 어려움을 겪고 있는 사람이라면 누구라도 CBT-I에 적합합니다. 단 우울한 기분, 뭔가를 즐길 수 없는 상태, 흥미가 일어나지 않는 상태, 뭐를 하든 움츠러드는 증상이 2주일간 이상 계속된다면 우울증일 우려도 있습니다. 주치의 선생님과 의논해주시길 바랍니다.

수면장애는 있지만 어떻게든 업무는 소화할 수 있고 기분전환도 가능한 사람, 단 걱정스러운 것은 오로지 잠이 오지 않는 것일 뿐인 사람은 이른바 불면증에 해당되는 사람이라고 생각합니다. CBT-I에 잘 맞습니다. 또한 예를 들어 요통처럼 특정한 신체적인 요인 때문에 잠을 이루기 힘든 사람도 CBT-I에 적합합니다.

CBT-I는 불면증을 가진 사람들의 약 70%에서 유효합니다. 이 유효율은 수면제 효과에 필적합니다. 또한 그 효과는 치료 종료 후에도 오랫동안 유지된다는 장점이 있습니다. 단 즉효성은 없습니다. 또한 생활습관을 바꾸는 노력도 필요합니다. 일시적으로 오히려 수면 시간이 짧아지는 경우도 있기 때문에 그때 기분이 침울해지는 것을 자각하는 사람도 있습니다.

CBT-I의 심리교육에 포함되어 있는 '숙면법'은 수면장애 예방에도 효과가 있습니다. 앞 장에서 설명했던 것처럼 수면장애를 예방하는 것은 우울증 예방으로도 이어질 가능성이 있습니다. 숙면법은 모든 사람들에게 권유하고 싶습니다.

그렇다면 우선 CBT-I의 핵심이 되는 불면증에 대한 사고방식을 소개하겠습니다. 앞에서 설명했듯이 만성 불면증이 생기는 배후에는 '세 가지 P'라는 인자가 있습니다. 복습을 겸해 다시 써보자면, 준비 인자predisposing factor, 결실 인자precipitating factor, 영속화 인자perpetuating factor 등 세 가지가 그것입니다. 이 가운데 영속화 인자는 '신체화된 긴장감'과 '학습된 수면방해 연상'이라는 두 가지 요인이 상호강화된 결과라고 파악되고 있습니다.

유감스럽게도 준비 인자와 결실 인자에 효과적인 약은 없습니다. CBT-I의 목표는 영속화 인자, 즉 '신체화된 긴장감'과 '학습된 수면방해 연상'이라는 두 가지 요인의 상호강화를 해소하는 것에 있습니다.

CBT-I의 실제에 대해 간단히 설명해봅시다. CBT-I는 심리교육, 자극제어법, 수면제한요법, 근이완법 등에 의해 구성되어 있습니다. 상세한 내용에 대해서는 참고서를 소개하겠으니 그쪽을 살펴봐 주시길 바랍니다. 우선 수면일지를 최소 1주일간 쓰게 하도록 합니다. 특별한 형식은 없습니다. 시판되는 일기장을 사용해 기록하면 됩니다. 잠을 이루지 못할 때 시계를 보는 버릇이 생기면 안 되기 때문에 대략적인 것을 다음 날 아침 기록하면 됩니다. 약이나 술을 마신 경우에는 그 종류와 양, 시간도 기입해주시길 바랍니다.

그 다음 불면증 환자분들의 실례를 소개해드리겠습니다. 첫 부분에 나온 예는 자칭 불면증인 사람이며 그 다음에 나오는 예는 정말로 불면증을 가지고 계신 분입니다. 두 가지 예 모두에 후술하는 부적절한 수면 위생에 해당하는 점이 다수 발견됩니다.

자칭 불면증 환자의 예

고령자, 특히 여성분들 중에는 잠을 이루지 못해 곤란을 겪는 분들이 절반 정도나 됩니다. 그렇다면 다음과 같은 호소를 하는 76세의 여성은 불면증이라고 말할 수 있을까요?

"잠을 이루지 못해 정말 힘듭니다. 잠자리에 들고 나서 실제로 잠을 자는 데까지 1시간 이상이나 걸릴 뿐만 아니라, 한밤중인 2시나 3시경 눈이 떠져서 그대로 아침까지 잠을 못 잡니다."

있는 그대로 받아들이면 제법 심각한 불면증 같다는 생

각도 듭니다. 단 여기서 빠져 있는 중요한 정보가 있습니다. 잠자리에 드는 시각과 낮 시간 동안 어떻게 보내는가 하는 두 가지입니다. 이 여성은 다음과 같이 이야기해주었습니다. "텔레비전도 라디오도 재미가 없고, 눈도 나빠졌기 때문에 밤에는 뜨개질이나 독서도 못합니다. 그래서 저녁밥을 먹은 후 곧바로, 보통 7시경 잠자리에 듭니다", "잠을 못 자서 몸이 상하면 안 된다고 생각했기에, 낮에는 최대한 누워서 쉬며 지냅니다. 잠을 자려고 눈을 감아도 낮잠을 잘 수 없습니다. 깜빡깜빡 조는 경우는 있지만……."

저녁 7시에 잠자리에 들어 잠이 들 때까지 1시간 반 걸린다고 해도 한밤중인 2시 반까지 6시간이나 잠을 자고 있는 게 됩니다. 70대의 고령자라면 6시간의 수면은 결코 너무 짧은 것이 아닐 터입니다. 또한 낮에도 잠깐잠깐 잠을 자니, 24시간 중 잠을 자고 있는 시간은 7시간을 넘기고 있는 게 아닐까 추측됩니다. 나아가 이 여성은 낮 시간 동안 지극히 활발하지 않은 생활을 보내고 있습니다. 이런 생활습관이 수면을 방해하는 것은 물론입니다.

이처럼 불면증에 걸렸다고 섣불리 판단해버리기 전에

자신의 수면습관에 대해 구체적으로 다시금 점검해볼 것, 야간만이 아니라 주간 동안의 생활습관에 대해서도 다시금 돌아보는 것이 중요합니다. 그러기 위해서라도 수면일지는 도움이 됩니다.

정말로 불면증인 환자의 예

52세 남성의 케이스입니다. 본시 완벽주의로 예민하고 까다로운 성격. 경영하고 있는 회사의 자금 사정이 어려워져 한밤중인 12시쯤 잠자리에 들어도 1시경까지 잠을 이룰 수 없습니다. 잠을 이루지 못하는 동안에는 자기도 모르게 자금 융통이나 다음 날 업무에 대해 생각해버립니다. 가까스로 잠이 들어도 몇 번이고 눈이 떠져 다시 잠들 때까지 시간이 걸립니다. 낮에는 초조감과 피로감을 강하게 자각했습니다. 시간이 있으면 소파에 드러누워 선잠이라도 자보려고 노력했지만 잠을 이룰 수 없습니다. 그런 나날이 1주일 정도 계속되었는데 자금 융통에 대해서는 어떻게든 가능성이 보였습니다.

가까스로 자금 융통의 걱정은 없어졌지만 그래도 어쩐

지 잠을 이룰 수 없는 날이 계속됩니다. 저녁이 되기 전부터 "오늘 밤에는 과연 잠이 올까", "잠을 못 자면 어떡하지" 하고 밤에 잠들 일이 걱정스럽기만 합니다. 밤에는 평소보다 이른 10시경에 잠자리에 들어가 잠을 자보려고 노력하지만, 오히려 눈이 말똥말똥해져 버립니다. 잠을 이루지 못하는 것 때문에 초조해져 "오늘 밤 잠을 이루지 못하면 내일 어쩌지?"라고 다음 날에 미칠 영향까지 미리 걱정해버립니다.

잠을 자는 것을 포기하고 잠자리에서 독서를 해보거나 다음 날 업무 절차에 대해 생각해보지만, 시계가 신경 쓰여 제대로 책장을 넘길 수 없습니다. 그런 상태로 한밤중인 2시, 3시를 맞이해버리는 일도 종종 있습니다. 새벽녘이 되어 가까스로 잠을 청해 기상시각인 6시에는 시계의 알람 소리에 눈을 떠서 몸이 천근만근인 상태로 일터에 나갑니다. 낮잠을 시도해봐도 잠을 잘 수 있는 경우는 없지만, 회의나 텔레비전을 보고 있노라면 자기도 모르게 깜빡 졸아버립니다. 어찌 어찌 가까스로 업무는 소화하고 있지만 항상 피로감이 가시지 않고 날카롭고 초조한 상태로 지내고 있다는 것을 느낍니다. 몸이 상하면 안 된다고 걱정이 되어 최대한 누워 있는 시간을 가지려고 하고 있습니다. 졸음, 피로감을 없애기 위해 커피는 빼놓을 수 없습니다.

이 사람이 불면증이라는 것은 분명합니다. 수면일지를 쓰면 그 중압감이나 수면 패턴을 잘 알 수 있습니다. 또한 수면 위생상 문제점을 발견해내기 위해서도 수면일지는 매우 도움이 됩니다.

심리교육

수면일지를 이용한 심리교육의 핵심은 수면에 대해 올바른 지식을 가질 것과 수면 위생·숙면법에 대해 공부하는 것입니다. 심리교육은 다음의 두 가지로 구성되어 있습니다.

① 수면 시간에 대한 치료교육
② 불면증에 대해 환자분에게 들려주는 설명과 수면 위생 지도

우선 세간에 널리 퍼져 있는 '8시간 신화' 즉 사람은 8시

간 자는 것이 정상이라는 잘못된 상식을 수정합니다. 필요한 수면 시간에는 개인차가 크다는 사실, 수면 시간의 길고 짧음에 상관없이 졸음이나 권태감과 초조감이 없고 낮 시간 동안의 생활에 지장이 없다면 그 사람의 수면은 충족되어 있다고 생각해도 좋다는 것, 60세를 넘기고서도 6시간의 야간 수면이 확보가능하다면 더 이상 과한 욕심을 가져서는 안 된다는 사실을 전달합니다.

불면증은 정확하게는 '불면공포증'이며 불면의 괴로움과 그것이 초래하는 낮 시간 동안의 생활에 대한 악영향을 두려워하여 최선을 다해 잠을 자보려고 노력한 결과, 잠자리에 들어가서도 눈이 초롱초롱하다는 '나쁜 학습'이 몸에 굳어버린 병입니다. 그래서 자택의 침상에서 잠을 이루려고 할 때의 환경이나 잘 준비를 모두 끝마친 것이 오히려 각성하게 만들어버리는 '조건 자극'이 되고 있다는 점을 설명합니다. 졸리지도 않은데 서둘러 잠자리에 들어가 최선을 다해 잠을 자려고 노력하면 오히려 정신이 깨어나는 것은 당연한 일입니다. 잠을 못 잘 것을 두려워해서 낮 시간 동안 활기차게 보내지 못하고 졸음을 쫓기 위해 커피를 들이키는 생활습관도 불면증을 악화시키는 커다란 요인이라는 것을 지적하며 수면 위생 지도까지 행합니다.

이런 심리교육에 의해 수면장애란 어떤 것인지를 이해할 수 있도록 해준 후, 구체적인 치료로 옮겨갑니다. 여기서는 주로 세 가지 요법에 대해 간단히 소개해보도록 하겠습니다.

자극제어법

만성적인 불면증 환자분들에 대해서는 '자극제어법'이 수면제와 비슷할 정도로 효과적이라고 합니다. 앞에서도 언급했던 것처럼 불면증 환자분들은 잠자리에 들면 오히려 눈이 초롱초롱해진다는 '나쁜 학습'을 몸에 익혀버리고 있습니다. 이 '나쁜 학습'을 소거하고 잠자리에 들면 잠든다는 조건 반사를 몸에 익히도록 하는 것이 자극제어법이 추구하는 것입니다. 처음에는 몇 번이나 침실을 벗어나지 않으면 안 되기 때문에 수면 시간은 상당히 줄어들 것입니다. 하지만 수면부족이 축적되는 것도 자연스러운 수면을 가져오는 작용을 합니다. 다음에 언급하는 수면제어법과 동일한 메커니즘으로 불면증을 경감시키게 됩니다. 각각

자극제어법의 설명서

1. 졸릴 때만 잠자리에 들도록 한다.
2. 잠자리를 수면과 섹스 이외의 목적으로 사용하지 않는다. 잠자리에서 책을 읽거나 스마트폰을 보거나 먹거나 하지 않는다.
3. 잠이 오지 않으면 침실을 나와 다른 방으로 간다. 정말로 자고 싶어질 때까지 거기서 머물다가 침실로 돌아오도록 한다. 만약 바로 잠이 오지 않으면 다시 침실에서 나간다. 이 목적은 침실에서 불면증을 연상하는 악순환의 고리를 끊고 침실과 쉽고 빠른 입면을 관련시키는 것이다.
4. 만약 여전히 잠이 오지 않는다면 밤새도록 3을 반복한다.
5. 아무리 잠이 오지 않아도 알람시계를 맞춰놓고 매일 아침 동일한 시간에 일어난다. 기상시각을 일정하게 하는 것은 몸에 일정한 수면각성 시스템을 익히도록 하는 데 도움이 된다.
6. 낮에는 낮잠을 자지 않는다.

수면제한요법의 설명서

1. 침대 위에 있는 시간을 2주일 동안의 평균 수면 시간(실제로 하룻밤에 잠을 잘 수 있었던 시간) 플러스 15분으로 설정하고, 침상 시간이 5시간 이내일 경우에는 5시간으로 설정한다.
2. 기상시각은 휴일을 포함하여 매일 일정하게 하고 취침 시각을 늦게 함으로써 계산한 침상 시간에 생활을 맞춘다.
3. 낮에는 낮잠을 자거나 침대에 눕지 않는다.
4. 기상 시에 몇 시간 잠을 잤는지 기록한다.
5. 5일 간에 걸쳐 침상 시간의 90% 이상 잠을 이룰 수 있었다면 침상 시간을 15분 늘린다.

그림 6-2 자극제어법과 수면제한요법의 설명서

의 설명서를 그림 6-2에서 확인할 수 있습니다.

수면제한요법

불면증을 가진 환자분은 조금이라도 수면 시간을 더 벌려고 필요 이상으로 잠자리에 있는 시간을 길게 하기 마련입니다. 잠도 오지 않는데 침대 위에 누워봤자 당연히 잠을 이룰 수 없습니다. 또한 침대 위에 있는 시간이 긴 것이 오히려 깊은 숙면을 취하지 못하게 하고 도중각성을 늘리는 결과가 되는 경우도 많습니다. '수면제한요법'은 침대 위에서 지내는 시간(침상 시간)을 실제로 잠을 잔 시간에 가깝게 하여 침상에 들어간 시간만은 확실히 잠을 잘 수 있도록 유도하기 위한 치료법입니다.

이 요법을 개시한 직후에는 침상 시간이 상당히 짧게 설정되기 때문에 수면 시간은 짧아지게 됩니다. 하지만 자극제어법과 마찬가지로 이것 역시 자연스러운 수면을 가져다주는 요인이 될 것입니다.

근육이완요법

수면을 방해하는 정신적 긴장을 제거하는 것이 '근육이완요법'의 목적입니다. 불면증을 가진 환자분들의 경우 몸이 너무 긴장되기 쉽습니다. 신체의 긴장과 정신의 긴장은 병행하기 때문에 신체의 긴장을 경감시킴으로써 정신적 긴장도 완화시킬 수 있습니다.

하지만 신체의 긴장을 완화시키거나 혹은 신체의 힘을 뺀다는 것은 상당히 어려운 일입니다. 여러분도 실제로 해보시면 아실 겁니다. 그 어려움을 제어해줄 방법으로 '점진적 근육이완요법'이 있습니다. 우선 환자분에게는 특정한 근육을 수축시키게 해서 근육의 긴장이 높아진 상태를 자각하도록 유도합니다. 다음으로 그 근육의 힘을 풀어주게 하여 근육의 긴장이 풀어져 갈 때의 감각과 근육이 긴장을 푼 상태를 체감할 수 있도록 해줍니다.

팔에서 시작해서 순서대로 얼굴, 목, 어깨, 가슴, 배, 등, 엉덩이, 허벅지, 종아리 근육으로 수축시켰다가 이완을 행합니다. 그리고 마지막으로 전신의 근육에 힘을 주었다가 다시 힘을 뺍니다. 이런 동작을 매일 2~3회, 특히 잠을 자기 전에 행하면 효과적입니다.

어디서 치료를 받을 수 있을까

그렇다면 이런 요법들은 어떤 의료기관에서 받을 수 있을까요. 유감스럽게도 현재 상태에서 불면증에 대한 CBT-I를 행하고 있는 시설은 극히 소수입니다. 이유는 주로 네 가지 있습니다. 우선 하나는 CBT-I의 트레이닝을 받은 치료 담당자가 아직 소수라는 것입니다. 일본수면학회에서는 매년 입문강좌를 개설하여 치료할 수 있는 사람을 양성하고 있습니다.

두 번째 이유는 진료 보수의 문제입니다. CBT-I는 우울증에 대한 CBT에 비해 간단하지만, 최저 약 1시간의 세션을 4~6회 행하도록 되어 있습니다. 그에 대한 진료 보수는 없기 때문에 이 치료는 병원 측의 부담에 의한 일종의 연구적 치료 단계라는 위치를 점하게 됩니다.

세 번째 이유는 탈락률이 30% 전후에 이른다는 사실입니다. 이 치료를 받으려고 희망하는 환자분들은 제각각 강한 동기를 가진 분들일 거라고 생각됩니다. 하지만 그럼에도 불구하고 탈락하는 사람이 나옵니다. 수면제처럼 복용하면 그날 밤부터 잠들 수 있는 즉효성이 없습니다. 또한 치료를 시작한 지 얼마 되지 않을 무렵에는 수면 시간이 상당히 짧아져 버려, 정신적으로나 육체적으로 '힘들다'고 느끼는 분들도 적지 않습니다.

네 번째 이유는 현재 세간에 나와 있는 수면제가 제법 효과가 있고 안전성도 높기 때문입니다. 복용해도 안전하고 효과도 있다면 약을 먹는 편이 오히려 간단하다는 말이 될 것입니다. 하지만 적다고는 해도 수면제에는 부작용이 있으며 불면증이 만성적인 병이라는 사실이나 수면제 복용은 어디까지나 대증요법에 지나지 않는다는 사실을 생각해야 합니다. 장기간 계속 복용할 경우 자칫 폐해도 생길 수 있습니다.

저는 이후로 다음과 같은 작전은 어떨까 생각하고 있습니다. 바로 CBT-I의 간략 버전 개발입니다. 초기 치료에는 수면제를 효율적으로 활용하면서 그 장기 복용을 예방하고 약 없이도 잠들 수 있도록 CBT-I를 행한다는 절충법입니다. 간략 버전의 후보로서 이미 앞서 약간 설명한 것처럼 텍스트를 이용하는 방법이나 컴퓨터를 활용한 E 러닝 같은 형태를 생각할 수 있습니다. 좀 더 농후한 치료가 필요할 때는 CBT-I의 트레이닝을 받은 세라피스트가 상주하는 전문 의료기관에서 행하는 것이 이상적입니다.

시간생물학적 치료란?

'시간생물학'이란 생체에 구비된 생체시계의 구조나 기능, 그 조절 등을 연구하는 학문 분야입니다. 물론 우리 인간들도 생체시계를 가지고 있습니다. 생체시계의 기능은 시간을 가늠할 수 없는 환경, 예를 들어 인간의 경우, 동굴 속에서 생활했을 때의 다양한 생물학적 지표의 변동으로 조사할 수 있습니다.

체내의 직장直腸 온도나 고막 온도 등 심부 체온(뇌를 포함한 내장의 온도를 반영합니다), 부신피질호르몬이나 멜라토닌의 혈중 농도는, 시간을 가늠할 수 없어도 약 1일, 24.5시간 정도의 주기로 변동합니다. 생체시계에 의해 이렇게 약 1일을 주기로 변동하는 것을 '서커디안리듬circadian rhythm'이라고 부릅니다. 우리들의 수면·각성도 생체시계의 영향을 강하게 받습니다. 그 때문에 그림 7-1처럼 시간을 가늠할 수 없는 동굴 안에서 자유롭게 지내도 1일보다 아주 약간 긴 주기로 규칙적으로 자고 일어날 수 있는 것입니다.

그런데 빛, 특히 아주 강한 빛(고조도 광, 3000룩스 이상)에는 이런 '서커디안리듬'을 교란시키는 힘이 있습니다. 그

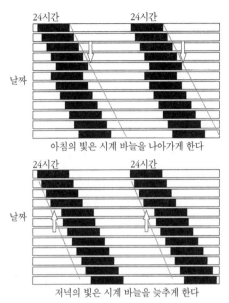

아침의 빛은 시계 바늘을 나아가게 한다

저녁의 빛은 시계 바늘을 늦추게 한다

그림 7-1 생체시계의 서커디안리듬과 빛의 관계. 화살표는 빛을 가한 타이밍을 나타낸다

림 7-1을 살펴봐 주시길 바랍니다. 가로축은 시각이며 하나의 막대기가 연속하는 2일간을 나타내고 있습니다. 세로축은 날짜입니다. 이처럼 연속하는 2일간을 나타내는 막대기를 쌓아올려 생체리듬 지표(수면·각성)의 트렌드를 수주일간에서 수개월간에 걸쳐 표시하는 방법을 '더블 플

롯'이라 합니다. 시간생물학에서 자주 사용되는 표시법으로 검은 부분이 수면을, 하얀 부분은 각성을 나타내고 있습니다.

흥미롭게도 빛은 가하는 타이밍에 의해 서커디안리듬의 수면위상(사람이 하루 중에 잠을 자는 시간대를 수면위상sleep phase이라 칭함-역자 주)에 정반대의 작용을 미칩니다. 동굴에서 사는 사람들은 주관적인 밤, 즉 졸음이 밀려드는 예정 시각 전에 빛을 쐬면 다음 날 이후의 각성과 수면 타이밍이 다소 늦은 쪽으로 틀어지게 됩니다. 다른 말로 표현하면 밤에 쪼이는 빛은 생체시계에 밤이 늦게 왔다는 신호를 보내서 시계 바늘을 느리게 합니다. 반대로 아침에 쪼이는 빛은 생체시계에 새벽이 빨리 왔다는 신호를 보내서 시계 바늘을 빨리 가게 합니다.

젊은이들 중에는 올빼미형 인간이 많은데, 그런 젊은이가 한밤중에 편의점을 가면 밤에 잠자리에 들거나 아침에 일어나는 타이밍이 늦어지고, 올빼미 경향은 한층 더 강화됩니다. 반면 새벽형 인간인 고령자들의 경우, 여름날 이른 새벽녘부터 정원의 풀들을 뜯고 있노라면 더더욱 빨리 잠자리에 들고 싶어지고 아침에 눈도 빨리 떠지게 됩니다. 사회생활을 하고 있는 우리들은 생체시계(약 24.5시간)의 시계 바늘을 사회 활동에 맞추어 매일 조금씩 나아가게 하고 있는데, 시계 바늘을 전진시키는 것이 바로 아침의 빛인 것입니다.

빛과 반대 작용을 하는 것으로 멜라토닌이 있습니다. 멜라토닌은 뇌의 송과체에서 야간에 분비되는 호르몬입니다. 해외에서는 영양보조제로 약국에서 판매되고 있는데, 일본에서는 시판되고 있지 않습니다. 멜라토닌을 해질녘부터 초저녁에 복용하면 생체시계의 바늘이 앞으로 나아가고, 아침에 복용하면 바늘이 더디게 갑니다. 즉 멜라토닌은 빛과는 반대로 생체시계에 '어둠'의 시그널을 주고 있는 것입니다. 요컨대 아침에 멜라토닌을 투여하면 밤이 여전히 계속되고 있다는 신호를, 초저녁에 멜라토닌을 투여하면 밤이 빨리 찾아왔다는 신호를 생체시계에 보냅니다. 멜라토닌에는 생체시계를 조정하는 작용 외에 졸음을 느끼게 해주는 작용, 체온을 내리는 작용, 교감신경 활동을 저하시키는 작용 등 매우 다채로운 역할이 있습니다. 멜라토닌의 길항물질(아고니스트Agonist)이 수면제로 사용되고 있는 것은 '제1장 왜 잠을 잘까?'에서 언급한 바 있습니다.

아울러 밤에 쪼이는 빛은 멜라토닌의 분비를 막는 작용이 있습니다. 24시간 내내 휘황찬란한 편의점에서 한밤중에 선 채로 책을 읽으면, 멜라토닌의 분비가 멈추고 생체시계의 바늘도 늦춰지게 됩니다. 심야에 편의점 출입을 하는 것은 수면에 방해가 될 뿐만 아니라 생체시계의 바늘을 늦추기 때문에 늦게 자고 늦게 일어나는 것을 조장합니다. 멜라토닌의 최면 작용을 고려한다면 그다지 권장할 만한 일은 아닙니다.

생체시계의 구조

생체시계의 우두머리 '마스터 시계'는 뇌의 심부에 있는 시교차 상핵SCN(Suprachiasmatic nucleus)이라고 알려져 있습니다. 시교차 상핵은 좌우 시신경이 교차하는 부위(시교차) 바로 위에 있는 신경세포의 작은 덩어리로, 눈의 망막에 있는 생체시계 전용 신경절세포ganglion cell에서 입력을 받고 있으며, 그 출력은 뇌의 광범위한 부위와 자율신경인 교감신경·부교감신경의 중핵, 부신피질호르몬이나 멜라토닌을 포함한 각종 호르몬들의 중핵, 수면·각성, 식욕 등의 중핵으로 신호를 보내고 있습니다. 눈에서 시교차 상핵에 이르는 신경로는 시각과는 독립된 '시계 전용'의 것이기 때문에, 생체시계 입장에서 빛이란 존재가 얼마나 중요한 정보인지를 추측할 수 있습니다.

시교차 상핵이 마스터 시계라는 것은 다음과 같은 실험을 통해 알 수 있습니다. 쥐의 좌우 시교차 상핵을 동시에 파괴하면 쥐의 활동·휴식 리듬에 통상적으로 보이던 서커디안리듬이 소실됩니다. 참고로 야생 쥐는 야행성이기 때문에 야간에 활동이 증가하고 낮에는 활동량이 감소하여 휴식 시간이 증가합니다. 시교차 상핵이 파괴된 쥐는 주야를 막론하고 단시간의 활동과 휴식을 반복하게 됩니다. 이처럼 서커디안리듬이 상실된 쥐의 뇌에 쥐의 태아에 있는 시교차 상핵을 꺼내 이식하면 잃어버린 서커디안리듬이 회복됩니다. 또한 시교차 상핵을 뇌에서 잘라내서 조직 배양하면 그 신경반사로 서커디안리듬이 발견됩니다. 나아가 시교차 상핵 조직을 갈기갈기 잘라내어 각각의 세포를 조사해보면 그 활동에는 서커디안리듬이 유지되고 있습니다.

서커디안리듬을 발신하는 분자 메커니즘의 해명은 최근 비약적인 진보를 보이고 있습니다. 그 개략적인 내용을 설명해보도록 하겠습니다. 이 리듬은 시계 유전자의 '전사(DNA에서 RNA로 정보를 전달하는 과정으로 DNA조절서열에 특정 전사인자가 결합하고, DNA가 구조적으로 휘게 되어 활성인자 단백질은 프로모터에 결합한 단백질과 상호작용하여 전사를 개시함-역자 주)'와, 시계 유전자의 산물인 시계 단백질에 의한 '전사'의 억제로 구성된 '네거티브 피드백'에 의해 발신된 것입니다. 시계 발신 유전자의 '프로모터(DNA로부터 메신저 RNA로의 전사를 촉진하는 영역)'에 BMALI와 CLOCK라는 두 가지 단백질 복합체가 결합하면 시계 발신 유전자의 '전사'가 촉진되어 PER1, PER2 등의 시계 단백질을 지정하는 메신저 RNA인 mPER1, mPER2가 만들어집니다. mPER1, mPER2는 핵에서 나와 세포질 안에서 각각의 단백질 PER1, PER2로 '번역(유전자는 전사와 번역을 통해 단백질을 지정한다. 번역은 RNA의 뉴클레오티드 서열에서 폴리펩티드의 아미노산 서열로의 정보전달을 말함-역자 주)'됩니다. 이런 단백질들은 핵 내부에 들어가 다른 단백질과 복합체를 만들고 그것이 BMALI와 CLOCK의 복합체에 의한 시계 유전자의

'프로모터' 영역으로의 결합을 방해하는 것입니다. 이리하여 시계 유전자의 산물인 시계 단백질에 의한 '전사'의 억제로 구성된 '네거티브 피드백'이 완성됩니다.

현명한 독자 여러분은 "유전자라면 모든 장기의 세포가 가지고 있을 텐데"라는 사실에 대해 이미 눈치 채셨을 것입니다. 맞습니다. 모든 장기의 세포에는 시계 유전자가 갖추어져 있습니다. 단 개개의 장기로부터 그 세포를 분리해서 배양하면, 시계 유전자가 메신저 RNA로 전사되는 리듬은 순식간에 망가져 버립니다. 그런데 시교차 상핵의 시계 유전자만은 특별해서, 분리·배양해도 약 1개월에 걸쳐 리듬을 계속 발신할 수 있는 것입니다. 과연 시교차 상핵은 마스터 시계라고 불릴 만합니다. 그러나 시교차 상핵이 전신의 장기에 있는 개개의 시계를 동조시키는 메커니즘은 아직 충분히 해명되고 있지 않은 것이 현 상황입니다. 시교차 상핵으로부터의 신경회로, 특히 교감·부교감신경 등의 자율신경을 매개로 하는 메커니즘, 아울러 부신피질호르몬 분비의 서커디안리듬이 중요할 거라고 추측되고 있습니다.

여담이지만, 모든 유전자 가운데 약 20%나 되는 유전자가 시계 유전자와 동일한 '전사' 인자에 의해 '번역'이 조절되고 있습니다. 이러한 유전자를 '시계 관련 유전자'라고 부릅니다. 그 대부분이 대사 관련 유전자라는 것도 매우 흥미로운 점입니다. 이런 사실은 대사가 생체시계와 밀접한 관련을 가지고 조절되고 있다는 점을 시사하고 있습니다. 또한 동물의 경우 먹이를 먹는 시간을 일정한 시기로 제한하면, 간 속에 있는 '시계'만이 전신의 리듬에서 벗어나 식사 시간에 동조해버린다는 흥미로운 실험 보고가 있습니다. 인간도 밤늦게 야식을 먹으면 살찌기 쉽다고 알려져 있는데, 그것은 전신의 시계와 간 속에 있는 시계가 고하는 시각이 틀어져 버리는 것과 연관이 있을 가능성이 크다고 생각됩니다. 이러한 중요한 발견들이 급속히 축적되어가고 있는 현 상황을 반영하여 새로운 학문 분야인 '시계 영양학'이라는 분야가 주목받고 있습니다.

좀 더 빛을

앞서 빛에는 생체시계를 조절하는 작용이 있다고 언급했습니다. 빛은 정말 대단한 존재입니다. 그 외에도 졸음을 경감시키는 작용, 교감신경을 활발하게 하는 작용, 멜라토닌 분비 억제 작용 등 매우 다채로운 효과를 가지고 있기 때문입니다. 나아가 우울증 치료에도 효과가 있습니다.

원래 우울증 가운데에서도 특수한 타입인 '계절성 우울증'(동계 우울증)에 대한 치료에 효과가 있는 것으로 알려져 있었습니다. 동계 우울증이란 매년 일조시간이 짧아지는 10월부터 11월에 시작되어 일조시간이 길어지는 3월부터 4월경에는 자연스럽게 개선되는 특이한 우울증입니다. 제가 사는 아키타秋田를 비롯하여 위도가 높은 지역에서 자주 발견된다는 특징이 있습니다. 전형적인 우울증의 경우 불면증과 식욕 저하가 보이는 경우가 많은데 동계 우울증의 경우 반대로 지나친 수면과 식욕 항진이 발견됩니다.

아키타대학 학생들 중에도 동계 우울증 때문에 유급을 반복해온 학생이 있습니다. 아키타는 위도가 높아 동계의 일조시간이 짧을 뿐 아니라 겨울 날씨가 극히 나빠 일조 그 자체가 적은 것이 지역적 특징입니다. 이 A씨는 4월에 간사이関西 지역에서 아키타대학 의학부로 입학하여 동아리 활동도 하며 의욕적으로 학교생활을 보내기 시작했습니다. 1학기 시험도 무사히 합격하여 지극히 순조로운 대학생활을 시작했는데, 10월이 끝나갈 무렵이 되자 학교에 오지 않게 되었습니다. 걱정스러워진 친구가 아파트를 방문하자 A씨는 간이난로 옆에 24시간 계속 깔아놓은 듯한 이부자리에 드러누워 있었습니다. 주변에는 포테이토칩 같은 정크 푸드 봉지들이 어지럽게 놓여 있는 상황이었습니다. 그는 그 속에서 "아무것도 하고 싶지 않아"라고 홀로 중얼거리며 날이면 날마다 빈둥빈둥 지내고 있었던 것입니다.

유감스럽게도 2학기 시험은 1월부터 2월에 실시되기 때문에 결국 학점을 따지 못해 유급되어버렸습니다. 그런데 A씨는 3월이 되자 부활하여 다시금 의욕적으로 학교생활에 임했습니다. 공부도 운동도 적극적으로 하면서 재수강을 통해 얼마간의 학점도 취득했습니다. 1학기 시험도 가뿐히 통과하여 매사 순탄해졌다고 생각했는데 얼마 지나지 않아 10월로 접어들면서 다시금 기력을 잃기 시작하여 11월이 시작되자 다시 '카우치 포테이토(하루 종일 소파에 누워 포테이토칩을 먹으며 텔레비전만 보는 사람-역자 주)' 상태로 되돌아가 계속해서 유급을 하는 지경에 빠졌습니다. 그런 생활을 반복하다 보니, 결국 6년에 졸업할 것을 8년이나 걸려 간신히 졸업하기에 이르렀습니다. A씨는 첫 번째 국가시험에서는 고배를 마셨지만 도쿄에 있는 국가고시 학원에서 1년간 공부해서, 이때는 겨울이 되어도 컨디션이 무너지는 일 없이 무사히 합격했습니다.

A씨는 졸업 후 아키타에서 의사로 근무하기 시작했습니다. 그런데 11월경부터는 다시 컨디션이 나빠져 우리 연구팀으로 진찰을 받으러 오셨습니다. 매일 아침 6시부터 2시간 동안 아침밥을 먹으면서 약 5,000룩스의 고조도 빛 앞에서 지내도록 하자 1주일 만에 완전히 좋아졌습니다. 참고로 A씨(지금은 A 선생님이네요)는 태평양 쪽에 있는 병원으로 전근 가신 후에는 재발하는 일 없이 건강하게 활약하고 계십니다. 이처럼 동계 기간 동안 일조시간이 짧아지면 우울증 상태에 빠졌다가 봄이 되면 자연스럽게 개선되는 경우가 있습니다. 이런 분들은 가벼운 증상을 포함해서 의외로 많은데 그다지 주목되지 않은 채 현재에 이르고 있습니다.

A씨의 동계 우울증에 대해 우리들이 행한 치료법을 '고조도 광요법'이라고 합니다. 생체시계에 자극을 주어 항우울 작용을 발휘하는 것인지, 아니면 시계와는 무관하게 효

과를 발휘하는 것인지, 그 점에 대해서는 여전히 결론이 나 있지 않은 상태입니다. 생체시계의 바늘을 전진시키는 아침 시간에 고조도 광요법이 행해질 때와 시계에는 영향을 끼치지 않는 해질녘부터 초저녁에 행할 때의 항우울 효과에 그다지 큰 차이가 없다는 것을 알 수 있기 때문입니다. 광요법에 의해 일조시간이 짧아진 것의 악영향을 없애는 것이 가능한데, 그 작용의 적어도 일부는 빛의 직접 작용(광양자Photon 가설)이라고 생각됩니다. 고조도 광요법이 동계 우울증에 효과가 있다는 사실을 통해 일반적인 우울증에 대해서도 항우울 효과를 발휘하는 게 아닐까 하는 기대가 고조되었습니다. 그러나 현재 일반적인 우울증에 대한 광요법의 유효성이 확립되었다고는 말할 수 없는 상태입니다.

철야의 의외의 효과

우울증이나 양극성 장애(조울증) 환자분들이 하룻밤 철야를 하면 다음 날 아침 우울 증상이 개선된다는 사실이 19세기에 이미 보고되고 있습니다. 그러나 오랫동안 주목을 모으지 못했습니다. 그러다가 우울증의 각성요법(수면 억제요법)의 효과에 대한 체계적인 보고가 이루어지게 된 것은 1960년대부터 1970년대에 걸쳐서의 일입니다. 예를 들어 34례의 우울증 환자분들에게 각성요법을 실시하여 진정한 우울증 23례에서는 유효, 신경증성 우울 상태의 11례에는 효과가 없었다는 보고가 있습니다.

그 후에도 이런 보고는 계속 이어졌는데, 각성요법이 본 격적으로 보급되지 못한 최대의 원인은, 그 효과가 고작 한숨 자기만 해도 사라져 버릴 정도로 덧없다는 점에 있었 습니다. 예를 들어 철야 후 개선이 보였던 환자분들 중 무 려 85%가 단기간 동안 다시 우울증 상태로 돌아갔다는 보 고가 있습니다. 특히 철야 이후 아침 시간대에 깜빡 졸기 만 해도 금방 우울 상태로 되돌아간다고 합니다.

저에게 진찰을 받았던 환자분 중에 이런 케이스가 있었 습니다. 그 분은 중증의 우울 상태에 있는 양극성 장애(조 울증) 환자분이었는데, 따님 분의 결혼식에 꼭 참가하고 싶 다고 눈물을 흘리시면서 호소하셨습니다. 그래서 저는 깊 이 고민하다가, 결혼식 전날 밤 철야를 하시도록 했습니 다. 그 결과 다음 날 아침 환자분은 몸을 움직일 수 있게 되어 무사히 따님 결혼식에 참석할 수 있었습니다. 단 그 효과는 겨우 하루 만에 끝났습니다. 그 다음 날에는 완전히 원래의 우울 상태로 돌아가 버렸기 때문입니다. 하지만 결혼식에 참석할 수 있어서 정말 다행이었다고 말씀하셨습니다.

얼마만큼 효과가 있을까?

우울중에 대한 각성요법에는 하룻밤 철야라는 '완전 수면억제', 수면의 후반 부분만을 차단하는 '부분 수면억제', 렘수면만을 차단하는 '선택적 렘수면억제' 등의 종류가 있습니다. 또한 수면억제를 하룻밤만 행하는 방식과 하룻밤씩 걸러 3번 반복하는 등 여러 가지 방식이 시도되고 있습니다. 그러한 방식들의 성적을 종합해보면 수면억제 이후의 유효율은 60% 이상이나 된다고 생각되고 있습니다. '우울중'과 '양극성 장애(조울증)의 우울중 상태'를 비교해보면 양극성 장애 환자의 우울 상태에 대한 효과가 미세하게나마 더 높은 듯합니다.

약물요법과 비교해보면 각성요법의 우수성을 알 수 있

습니다. 우선 효과를 신속히 확인할 수 있습니다. 항우울제가 효과를 발휘하기 위해서는 아무리 적어도 1주일은 걸리는데 비해, 각성요법의 효과는 그 다음 날 아침 바로 나타납니다. 또한 항우울제에도 여러 가지 종류가 있는데 어느 환자에게 어떤 약이 효과가 있을지 미리 예측할 수 없습니다. 맨 처음 복용하는 항우울제의 타율이 약 30%이기 때문에, 효과 발현에 필요한 시간까지 생각하면 각성요법의 타율이 훨씬 높다는 것이 확연해집니다.

또한 나중에 다시 언급하는 바와 같이, 항우울제가 효과를 발휘하지 않거나 부작용 때문에 항우울제를 사용할 수 없는 환자분들에게도 각성요법이 효과적인 경우가 자주 있습니다. 부작용도 극히 적은 것으로 알려져 있습니다. 단 각성요법의 수면억제는 간질 발작이 일어나기 쉽게 만들기 때문에 간질 환자분들 중 우울증에 빠진 환자분들(이런 경우가 의외로 많다는 사실은 그다지 알려져 있지 않습니다)에게는 사용할 수 없습니다. 또한 양극성 장애의 우울증 상태인 환자분의 경우 증상의 개선이 너무 지나친 조증 상태를 초래하는 경우가 5~10% 정도 있습니다. 단 조증 상태의 정도는 그다지 심하지 않으며 오랫동안 지속되는 경우도 적다고 합니다.

유일하다고 해도 좋을 정도의 결점은 효과가 지속되지 않는다는 사실입니다. 수면억제를 실시한 다음 날 오전에 앉은 채로 잠깐 졸았을 뿐인데 그 효과는 온데간데없이 사라져 버린다고 합니다. 그런데 최근에 와서 각성요법의 효과를 고정하는 방법이 개발되고 있습니다. 방법 중 하나는 고조도 광요법과 조합시키는 작전입니다. 이른 아침의 일정한 시각, 예를 들어 오전 6시부터 2시간 정도, 약 5,000룩스의 빛을 연일 쬐는 것으로 각성요법의 효과를 고정하는 방법입니다.

또 하나의 방법은 수면위상을 전진시키는 작전입니다. 수면억제 다음 날의 수면 타이밍을 6시간 앞당깁니다. 오후 11시에 잤던 사람이라면 오후 5시부터 오전 0시까지 자게 합니다. 그 다음 날은 1시간 늦춰 오후 6시부터 오전 1시까지 자게 합니다. 이런 식으로 매일 1시간씩 자는 타이밍을 늦춰서 6일 후 원래 수면 시간인 오후 11시부터 다음날 아침 6시까지로 돌아간다는 작전입니다.

이 작전의 근거는 우울증 환자의 경우 호르몬이나 자율 신경 지표 등, 다양한 신체 영위의 서커디안리듬 수면위상이 전진하고 있기 때문입니다. 요컨대 생체시계 바늘이 앞으로 나아가고 있는 것에 있습니다. 한번 수면 타이밍을 6시간 앞당겨 환자분의 생체시계가 가리키는 시각에 맞추고 그 후 조금씩 타이밍을 원래로 돌아가게 함으로써 생체시계와 수면 리듬을 적절한 타이밍에 정확하게 맞춘다는 작전입니다.

탄산리튬(조울증 치료제)을 병행하는 작전, 기타 다양한 약을 복용하는 작전도 있는데 상세한 내용은 다른 책의 설명에 양보하겠습니다.

도움이 된다면 뭐든지 쓰자

저희 시설에서는 에치젠야 마사루越前屋勝 강사(개업을 위해 퇴직했습니다)를 중심으로, 약물치료를 통해 효과를 보지 못한 우울증 환자분들 중 각성요법에 도전해보고 싶다는 희망자를 모집했습니다. 그리고 응모해주셨던 환자분들에게 독자적인 방법으로 시간생물학적 치료를 시도했습니다. 그 방법을 그림 7-2에서 자세히 보여드리겠습니다.

저희 방법은 철야를 수면위상 전진요법, 고조도 광요법

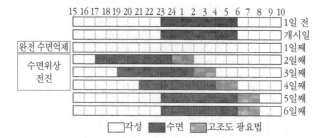

그림 7-2 아키타대학 의학부 부속병원 정신과에서 이루어지고 있는 시간생물학적 치료. 원래 밤 11시부터 아침 6시까지가 수면 시간이었던 환자의 예. 하얀색 공란은 각성을, 진한 회색은 수면을, 옅은 회색은 고조도 광요법을 나타낸다. 하나의 가로막대기가 1일을 나타낸다. 완전히 철야를 한 다음 날은 저녁 5시부터 심야 12시까지 잠을 자게 하고 그 후 2시간 고조도 광요법을 행했다. 이후 매일 수면과 광요법의 타이밍을 2시간씩 늦춰서 6일째 치료를 종료했다 (Echizenya, 2013)

과 조합시킨 방식입니다. 빛을 쪼이는 타이밍은 환자분들이 눈을 뜨는 시각부터 설정하는 것이 특징입니다. 우울증 환자분 10명과 양극성 장애(조울증)의 우울증 상태의 환자분 3명이 이 치료법에 도전해주셨습니다. 평균 연령은 42세. 결과는 그림 7-3과 같습니다.

여기서 세로축은 우울증의 중증도(해밀턴 우울척도. 득점이 높을수록 중증)이며, 치료개시 전을 100%로 한 상대치입니

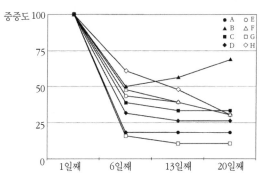

그림 7-3 수면위상 전진요법, 고조도 광요법과 조합시킨 완전 수면 억제의 결과 (Echizenya, 2013)

다. 중증도가 50% 이상 개선된 경우를 '개선'이라고 하면 13명 가운데 7명이 치료 개시 20일째에서 개선을 유지하고 있습니다. 한번에 7일간의 치료로 개선이 보였던 8명 (그림 가운데 A~H) 가운데 우울한 상태로 되돌아간 것은 1명 이었습니다. 유효율은 61.5%입니다. 약물 치료가 부적합 했던 사람들만을 대상으로 60%를 넘는 유효율을 얻었던 것은 저희들 방식의 탁월한 점이라고 자부하고 있습니다. 재발이 적은(8분의 1) 것도 특히 주목할 가치가 있습니다.

시간생물학적 치료의 보급은 가능할까?

　시간생물학적 치료법은 탁월한 안전성과 효과를 가지고 있는데, 환자분의 노력과 스텝들의 노고가 필요합니다. 환자분들이 제대로 각성을 유지할 수 있도록 항상 누군가가 곁에 있을 필요가 있기 때문입니다. 혹여 잠깐 졸아버리게 되면 모처럼의 노력이 물거품이 되기 십상입니다. 잠깐만 졸아도 자칫 효과가 사라져 버릴 수 있다는 것이 이 치료법의 어려운 점의 하나입니다. 물론 이 치료법에 대해 진료 보수는 받을 수 없습니다. 또한 개발 중인 약의 임상실험과 상이하여 제약회사의 지원도 받을 수 없습니다. 때문에 저희 시설 같은 연구기관이 아니면 수행할 수 없는 것이 현 상황입니다.

　해외에서는 이탈리아의 밀라노에 있는 성 라파엘이라는 병원에서 이탈리아인 의사들이 우울증에 대한 각성요법 전문병동을 운영하고 있습니다. 그곳에서는 환자분들이 직접 그룹 단위로 철야를 하고 야근 중인 간호사 선생님이 곁에서 살펴준다는 형식으로 타인에게 수고를 끼치지 않고 행하고 있다고 합니다. 참고로 이 전문병동에서도 각성요법은 연구의 일환으로 진료에 대한 보수 없이 이

214

루어지고 있다고 합니다. 착실한 노력을 계속해서 이 치료법의 유효성과 안전성을 보다 명확히 증명함으로써 진료에 대한 보수를 받을 수 있도록 노력할 수밖에 없을 듯합니다.

하지만 이 치료법을 절대로 자택에서 혼자만의 힘으로 시도하지 말아주시길 바랍니다. 조증을 유발시켜버릴 우려가 있습니다. 전문 의료인이 옆에서 반드시 살펴봐 주어야 합니다. 그 점은 아무쪼록 조심해주시길 바랍니다.

제8장
악인을 권장함

수면과 식욕

'허허 툭툭 의사 선생님'이라는 단어를 들어본 적이 있습니까? 제가 의사가 갓 되었을 무렵에 선배한테 배웠던 '병동에서 인기 있는 의사가 되는 비결'이 '허허 툭툭 의사 선생님'이 되는 것이었습니다. '허허 툭툭 의사 선생님'은 용건도 없는데 병동에 일부러 갑니다. 마주친 환자분들에게는 누구든지 간에 어깨를 툭툭 두드리고 "이봐, 괜찮아? 밥, 잘 먹고 있어?"라고 묻습니다. 환자분이 "덕분에……" 라고 답변을 하면 "하하, 그렇지! 그렇지!"라고 말하며 사라집니다. 그러나 식욕이 없고 잠을 잘 이루지 못한다고 말하는 환자분이 계시면 그 옆에 차분히 앉아 몸 상태나 근심 걱정에 대해 이런 저런 이야기를 나누는 것입니다. "어차피 너희들은 지식이고 경험이고 없는 신참내기 의사들이니, 적어도 이런 의사라도 꼭 되도록 해라"라는 말을 듣곤 했습니다. 그것이 바로 "허허 툭툭 의사 선생님"이었습니다.

제4장 '우울증은 수면장애의 배후에'에서 설명했던 것처럼 수면장애와 식욕 저하는 우울증 환자분들에게 보이는 가장 빈도수 높은 신체증상입니다. 따라서 이런 증상들이

모두 보이지 않게 된 환자분들은 우울증일 가능성이 없는 것과 마찬가지입니다.

그렇다면 어째서 우울증 환자분들의 경우 식욕과 수면이 한 세트로 장애를 일으키기 쉬운 것일까요. 그 이유는 정확히 알 수 없습니다. 하지만 식욕중추와 수면중추는 모두 시상하부에 존재한다는 것, 시상하부에 존재하는 다양한 신경펩티드나 호르몬이 식욕이나 수면에 작용하는, 혹은 반대로 수면이나 식욕의 영향을 받는 경우 등을 생각해보면, 역시 시상하부에서 그런 메커니즘을 찾아보는 것이 타당하지 않을까 싶습니다.

그 열쇠를 쥐고 있는 커다란 요인 중 하나가 '오렉신'입니다. 오렉신에 대해서는 제1장 '왜 잠을 잘까'에서 설명했던 적이 있었지요? 오렉신을 만드는 세포(오렉신 세포)는 시상하부외측부에 있습니다. 그곳은 옛날부터 섭식 중추로서 명성이 자자했던 곳입니다. 즉 그 부위의 좌우 모두가 파괴된 동물(고양이)은 식욕을 잃고 삐삐 말라버린다는 사실이 옛날부터 알려져 있습니다. 반대로 시상하부내측부에는 공복 중추가 있어서 그 부위가 좌우 모두 파괴된 동물(고양이)은 식욕에 제한이 없어져 비정상적일 정도로 살이 쩌버립니다.

그런데 동물(쥐)의 뇌에 오렉신을 주입하면 각성과 식욕이 모두 증대됩니다. 또한 공복은 오렉신 세포를 활성화하고 혈당치 상승은 오렉신 세포 활동을 억제합니다. 이런 것들을 종합하면 배가 고픈 동물은 각성 상태가 되어 먹이를 찾습니다. 그 열쇠를 쥐고 있는 것이 오렉신이라고 할 수 있습니다. 반대로 만복 상태가 되면 혈당치가 올라가고 오렉신 세포 활동이 줄어들기 때문에 자고 싶어지는 것입니다. 식후에 잠이 오는 것은 오렉신 탓이었군요.

우울증과 성격

우울증에 걸리기 쉬운 성격이란 것이 있을까요. 그림 8-1에서 도쿄여자의과대학 사카모토 가오루坂元薰 교수에 의한 우울증, 양극성 장애(조울증)의 병전 성격 유형의 모식을 보여드리겠습니다. UNIPOLAR라고 되어 있는 것은 단극성, 즉 우울증입니다. BIPOLAR는 양극성, 즉 조울증을 나타내고 있습니다. 멜랑콜리형 성격은 고전적인 우울증 환자의 병전 성격 특징이라고 일본에서 오랫동안 거론되

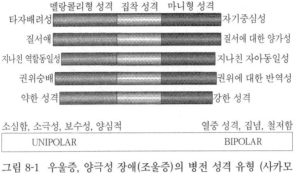

그림 8-1 우울증, 양극성 장애(조울증)의 병전 성격 유형 (사카모토, 2007)

어온 것입니다. 타자에게 마음을 쓰고 질서를 소중히 하
며, 자신의 역할에 헌신하고 권위를 존경하며, 소심하고
기가 약하며 양심적이란 특징입니다. 이른바 '착한 사람'
이네요. 이런 멜랑콜리Melancholie 성격의 바탕이 된 '시
모다下田의 집착성격'과 텔렌바흐Tellenbach의 '멜랑콜리
친화형 성격'에 대해서는 뒤에서 자세히 설명하겠습니다.
'마니Manie'란 조증을 말하는데 마니형 성격은 우울증의
병전 성격과는 정반대임을 알 수 있습니다.

우울증에 대한 이야기로 돌아오겠습니다. 우울증에 걸리기 쉬운 성격, 요컨대 우울증의 병전 성격에 대한 논의가 활발했던 것은 일본과 독일뿐이라는 기묘한 역사가 있습니다. 일본에서는 시모다 미쓰조下田光造가 우울증에 걸리기 쉬운 사람의 성격적 특징으로 '집착 성격'을 들었습니다. 집착 성향인 사람의 특징은 '꼼꼼'하고 업무에 대해 '열중'한다는 두 가지 요인으로 압축됩니다. 즉 자신의 업무에 열중하고 한 가지 일에 집념을 가지며, 철저하고 정직하고 꼼꼼하고, 강한 책임감이나 의무감을 가지고 있으며 대충 넘어가거나 빈틈이 없다는 특징이 있습니다. 이 책 서두의 '머리말' 항목에서 일본의 고도성장기를 지탱한 '기대를 한 몸에 받는 인간상'에 대해 설명했는데, 이것은 시모다의 집착 성격과 그야말로 일치하는 성격적 특성이라고 생각하지 않으십니까.

멜랑콜리는 지금도 역시 사용되는 단어인데 원래는 '흑담즙黑膽汁'을 말합니다. 그리스 로마 시대의 의학에서는 흑담즙이 우세한 사람은 우울한 기질이 된다고 파악되고 있었습니다. 멜랑콜리 친화형 성격은 이 고사에 의거하여 우울증의 병전 성격으로 독일의 텔렌바흐라는 정신의학자가 제창한 것입니다. 텔렌바흐는 우울증에 걸리기 쉬운 사람의 특징으로서 '질서애'를 들었습니다. 이런 사람은 업무적인 측면에서는 정직, 면밀, 근면, 양심적, 강한 책임감이 특징적입니다. 대인관계에서는 '타자를 위한 존재' 즉 타인과의 충돌·마찰을 피하고 타인에게 마음을 다하려고 합니다. 세속적인 의미에서 과도하게 도덕적인 사람입니다.

이처럼 '시모다의 집착 성격'과 '텔렌바흐의 멜랑콜리 친화형 성격'에는 공통된 요소가 많습니다. 그러나 최근 구미에서 이루어지는 연구에서 우울증의 병전 성격으로 멜랑콜리형 성격에 상당하는 성격적 특징이 있다는 보고는 거의 없습니다. 그렇다면 어째서 우울증의 병전 성격의 특징이 일본·독일과 구미에서 이렇게 서로 다른 것일까요. 그 이유는 명확하지 않습니다. 하나의 가능성으로서 멜랑콜리형 성격은 일본과 독일의 사회인이 몸에 반드시 익혀야 할 규범, 혹은 과거에 규범이었기 때문이 아닐까 생각할 수 있습니다. 중년 남성이라면 우울증이든 아니든 '기대를 한 몸에 받는 인간상'에 상당하는 이런 규범을 익힌 사람들이 많은 것에 불과하다는 것입니다. 이 말이 맞다면 '기대를 한 몸에 받는 인간상'은 시대와 함께 변화하고 있기 때문에 바야흐로 일본에서도 멜랑콜리형 성격은 적어지고 있을지도 모릅니다.

마니형 성격의 특징에 대해서도 생각해봅시다. 양극성 장애(조울증)의 발병은 젊은이들에게 많습니다. 때문에 젊은이들 중 우울증(실은 양극성 장애 중 우울증 증상) 환자분의 성격적 특징은 아직 사회에서 이런저런 일들을 겪어본 적이 없는, 즉 멜랑콜리형 성격을 몸에 익히는 데까지는 이르지 못한 젊은이 일반의 성격적 특성을 반영하고 있는 것에 불과하다는 가능성도 생각해볼 수 있을 것입니다. 또 하나의 가능성은 우울증 개념의 변천에 의한 영향을 생각해볼 수 있습니다. 현재에는 우울증 개념이 옛날에 비해 확산되고 있는 경향입니다. 요컨대 여러 타입의 우울증이 있다는 말입니다. 멜랑콜리형 성격은 병전 성격으로서 우울증의 일부에는 해당되지만 우울증 전체 가운데에서는 그 존재감이 약해져 우위적 특징으로서는 부각되지 않는다는 가능성입니다.

이처럼 세계적으로 공통되는 '우울증에 걸리기 쉬운 성격'이 있는지 여부에 대해 명확한 결론은 내릴 수 없습니다. 또한 '우울증에 걸리기 쉬운 성격'이 있다손 치고, 그것이 우울증의 원인과 연관되는지, 혹은 스트레스를 적게 하기 위한 방어기제로 익힌 성격인지, 등등에 대해서도 명확하지 않습니다. 하지만 근래의 신뢰성 높은 대규모 연구의 결과, 우울증의 병전 성격의 특징으로 '신경과민'이라는 특징이 추출되고 있습니다. 일례로 미국의 켄들러 박사팀의 보고가 있습니다. 그들은 1925년부터 1958년까지 스웨덴에서 태어난 쌍둥이들의 성격을 1972년부터 1973년에 걸쳐 검사한 후, 1998년부터 2003년에 걸쳐 그들에게 우울증 증상이 나타난 적이 있는지의 여부를 조사했습니다. 검사 대상이 7,831조의 쌍둥이라는 어마어마한 규모의 연구입니다. 그 결과 '신경과민' 성격이 훗날 우울증 발병과 유의미한 관계를 가진다는 사실이 밝혀졌습니다. 나아가 일란성 쌍둥이(동일한 유전자 소유자)와 이란성 쌍둥이를 비교함으로써 '신경과민'은 우울증 발병의 유전적 요인의 표시라는 결론이 내려졌습니다.

'신경과민'의 특징이 강한 사람은 일에 대한 집착이 강하고 대인관계에서는 과민, 사건에 대해서는 자율신경의 반응(두근거림, 안면홍조, 발한 등)이 크다는 특징을 가진, 이른바 '신경질적인 사람'에 상당합니다. 어떤 일에 반응해서 수면장애를 일으키기 쉽다는 것도 특징 중 하나입니다. 또한 업무에 열중하고 책임감이 강합니다. 이런 부분은 멜랑콜리형 성격과도 공통된 점입니다.

저의 임상적 실감으로는 중년 이후에 발병하는 고전적인 우울증 환자분들 중에는 멜랑콜리형 성격을 가지신 분들이 많은 것 같다는 느낌이 있습니다. 제 나름대로 그런 사람의 특징을 정리하면 '다른 사람에게는 유하지만 자기 자신에게는 엄격하다', '뭔가 좋지 않은 일이 있으면 자기 탓이라고 생각해버린다', '거절을 잘 못하고 자기가 다 짊어버리는 경향이 있다', '다른 사람에게 맡기는 것에 서툴다', '빈틈이 없다', '다른 사람의 생각에 대해 신경을 쓴다' 등등입니다. 혼자 온갖 일들을 끌어안고 주변 사람을 잘 배려하고 불평을 늘어놓지 않고 묵묵히 일하며 잘 진행되지 않으면 자기 스스로를 자책하고 심지어 신경과민인, '착한 사람'입니다. 이런 사람은 뭔가 일이 있으면 그때마다 잠 못 이루는 밤을 보내는 성격을 가진 사람이지 않을까요.

나쁜 사람일수록 잘 잔다

그래서 '악인을 권장함'입니다. '나쁜 사람'은 자기 좋을 대로 세상일을 결정합니다. 게다가 업무에 대해서도 '마이페이스My pace'이기 때문에 업무를 혼자 다 끌어안을 일도 없고 부하에게 일을 통째로 내던져서 빈축을 사는 것에 대해서도 태연합니다. 잘 진행되지 않는 일이 있어도 자기 스스로를 탓하지 않고 타인이나 상황 탓으로 돌립니다. 업무 외 시간대에는 요령껏 기분 전환도 할 수 있습니다. 자신의 즐거움을 위해 수면 시간을 줄이는 일은 있을지언정, 일 때문에 잠을 줄이는 경우는 거의 없습니다. 어떻습니까? 이렇게 하면 잠을 잘 잘 수 있을 거라고 생각하지 않으십니까?

성격은 바꾸기 어렵지만 행동은 바꿀 수 있습니다. 그러므로 착한 사람에게 나쁜 사람 흉내를 내도록 '악인 작전'을 실행하게 해야 합니다. '잘 거절하는 사람이 된다', '업무를 다른 사람에게 도와 달라고 한다', '개인 시간을 충실하게 보낸다', '오늘 할 수 있는 일이라도 피곤하면 내일로 미룬다', '대충대충 한다', '불평을 한다' 등이 그런 예입니다. 이렇게 하지 않으면 우울증 환자분들의 복직은 곤란합니다. 악인 작전은 우울증 예방으로도 이어진다고 생각합니다. 단 악인이 되기 위해서는 뒷부분에서 언급하는 것처럼 주변의 도움이 필요합니다. 우울증은 괴로운 병입니다. 주위 사람들의 도움이 있다면 환자분들은 서투르게나마 악인 흉내에 도전을 시도합니다.

'악인을 권장함'은 환자분들의 완벽주의나 타인에 대한 과도한 배려, 자책 성향을 되돌아보게 해주는 계기가 될 캐치플레이즈(구호)입니다. 인지행동요법CBT과 공통된 부분도 있습니다. 악인이 될 수 없는 사람의 스키마와 무의식(자동사고)에 조직적·체계적으로 자극을 주어 그 수정을 도모하는 것이 우울증에 대한 CBT라고 해도 좋을 것입니다.

상사·동료가 유념해주었으면 하는 것

현재의 직장 환경에서는 무척이나 어려운 점이 있습니다. 합리화가 진행되며 직장 내 인원에 여유가 없습니다. 개인 본위의 업적주의·성과주의가 직장 내 인간관계에도 긴장감을 주고 있습니다. 약한 속내를 드러내거나 업무 속도를 떨어뜨리면 구조조정의 대상이 될 수도 있다는 두려움도 앞섭니다. 그런 상황에서 '착한 사람'이 우울증 등 정신적인 문제를 안고 장기간 업무를 쉴 수밖에 없게 되면 그 여파는 직장 동료들에게 심각한 중압감으로 다가옵니다.

A씨는 '착한 사람'이었기에 많은 업무들을 홀로 끌어안다가 결국 병상에 누워버렸습니다. 다른 사람에게 업무를 내팽개칠 수 없는 성격이었기 때문에 동료들은 A씨가 안고 있던 업무 내용을 정확히 파악하지 못하는 경우도 더러 있을 겁니다. 그렇게 동료들이 피폐해져 가는 상황에 A씨가 복직을 해서 직장에 돌아오게 되었습니다. 당신이 동료라면 A씨에게 다정하게 대해줄 수 있을까요? "당신이 아프다고 편히 쉰 덕분에 우리들은 아주 죽을 지경이다", "복직한 이상 한 사람 몫의 일을 제대로 해라", "일이 지체된 것을 만회하도록 하자"라고 생각해버릴지도 모릅니다.

'착한 사람'인 A씨는 당연히 동료가 그렇게 생각하고 있다는 것을 감지합니다. "내가 약해 빠져서 우울증에 걸렸다", "내가 쉬는 통에 동료나 부하에게 민폐를 끼쳤다", "지체된 것을 어서 만회해야만 한다", "빚을 갚아야만 한다", "지금까지 이상으로 더 열심히 해야 한다", "오로지 일 생각만 해야 한다", "약한 소리를 하면 안 된다." 이런 상태라면 금방 다시 우울증으로 되돌아가 버릴 것입니다.

복직자가 당장이라도 짓눌려버릴 것만 같은 직장은 '불행의 확대재생산'의 프로세스에 있는 것입니다. 그런 직장에서 일하는 B씨를 소개해봅시다.

스트레스가 많은 직장에서 동료 A씨가 정신적인 문제로 장기간 쉬는 것을 본 B씨, "나도 저렇게 되는 게 아닐까"라는 두려움이 생깁니다. A씨가 복직 후 얼마 되지 않아 망가져 버리자 "역시 멘탈에 병이 생기면 다 끝장이다"라는 확신이 생겨납니다. 그러다가 수면 이상과 식욕 저하를 자각해도 B씨는 스스로의 정신 상태가 좋지 않다는 것을 받아들이지 않은 채 업무를 줄이거나 다른 동료에게 도움을 청하지 않습니다. 하물며 상사에게 의논하거나 의사에게 진료를 받는 것은 꿈에도 생각하지 않습니다. 점점 더 피폐해져서 이윽고 업무의 효율 저하를 자각해도 어떻게든 더 노력해서 극복하는 것밖에는 없다고 생각합니다.

유일한 휴식의 기회가 수면인데 그 수면은 차츰 망가져갑니다. 가까스로 잠을 청해도 한밤중에 잠에서 깨어나 과거를 후회하거나 쓸데없는 근심 걱정에 하늘이 꺼집니다. 점점 더 잠이 오지 않습니다. 나는 무능력하다, 직장 동료에게도 처자식에게도 민폐만 끼치고 있다, 나는 사라져 버리는 편이 나을 인간이다……. 이렇게 비현실적으로 생각해버립니다. 잠자리가 바야흐로 감옥처럼 느껴집니다. 진심으로 편안해지고 싶다는 심정이 쌓이고 쌓이면, 죽음에까지 생각이 미칩니다. 편안해지기 위해서는 죽는 수밖에 없다. 그런 생각까지 하게 되면 어느 순간 자기도 모르게 극단적인 선택을 할지도 모릅니다.

그야말로 '불행의 확대재생산'입니다. 그렇다면 이렇게 되지 않기 위해 뭔가 할 수 있는 게 있을까요. 정신적인 어려움 때문에 쉬었다가 복직한 사람에 대한 '직장 내 지원 체제 구축'이 그 답이 될 것입니다. 핵심은 "그 다음은 내 차례다"라고 생각해주시는 일입니다. 바꿔 말해서 "마음 놓고 우울증에 빠질 수 있는 직장을 지향한다"는 것입니다.

복직하는 분들은 다른 사람들이 어떻게 해주길 바랄까요. 보통은 다음과 같이 해주길 바라지 않을까요.

· 자연스럽게 대해주길 바란다.
· 열등감을 느끼지 않게 해주길 바란다.
· 필요 이상으로 마음을 쓰고 경원시하는 것은 싫다.

· 하지만 한사람 몫의 제대로 된 일을 할 자신은 없다.

· 서서히 일에 익숙해지게 해주었으면 좋겠다.

· 약을 먹는 것을 방해하지 않았으면 좋겠다.

· 무리하게 같이 기분전환하자고 권하지 않았으면 좋겠다.

이렇게 되기 위해서는 정신적인 어려움 때문에 휴직했던 A씨의 복직 지원을 위해 스터디를 여는 것이 효과적입니다. 빨리 회복되면 직장에 있는 모두가 편해집니다. 자신의 차례가 왔을 때도 안심할 수 있습니다. 쓸데없는 신경을 써서 살피지 않아도 되는 것입니다. 직장 내 분위기도 부드러워집니다. 스터디를 열 때는 회사에 소속된 의사, 보건사, 간호사, 카운슬러의 참가나 주도가 바람직합니다. 주치의와도 연계해봅시다. 또한 스터디 자료는 주치의와 A씨에게도 보여주고, 진정성 있는 지원이 가능하다면 완벽합니다. 그렇게 스터디를 열었으면 복직한 A씨 본인에게 다음과 같은 것을 전해주도록 합시다. 괴로운 시절이기 때문에 더더욱 서로가 서로를 격려해주어야 합니다.

- 아프다가 나으신 분에게는 재활이 필요하다는 것을 알았습니다.
- 병원 다니시고 약을 잘 드시는 것이 재발 예방에 가장 중요하다는 것을 알았습니다.
- 식욕과 수면이 바로미터라는 것을 알았습니다.
- 무턱대고 격려하거나 기분전환하자고 하는 것은 좋지 않다는 것을 알았습니다.
- 업무량이 너무 많거나 너무 적어지면 의논해주세요.
- 처음에는 행사에 같이 가자고 하지 않겠습니다. 행사에 참가해도 좋을 정도가 되면 먼저 알려주세요.

황색 신호가 나타나면

우울증이 올 것 같은 황색 신호를 알아채기 쉬운 지표는 '수면'과 '식욕'입니다. 잠을 이루는 데 30분 이상 걸리거나 한밤중에 두세 번 깨어나 다시 잠들 때까지 시간이 걸리거나 평소보다 30분 이상 빨리 눈이 떠지는 등, 수면에 관한 문제가 2주일 이상 계속된다면 요주의, 바로 황색 신호의 점멸입니다. 식욕이 줄거나 체중이 줄거나 좋아하는 음식도 맛있게 느껴지지 않거나 하면 더더욱 요주의입니다.

평소라면 즐길 수 있는 일에도 도무지 흥미가 생기지 않고 기분이 울적하고 생각도 잘 못하겠고 위축되고 초조해지는 등, 우울증 특유의 증상은 없습니까? 그리고 이런 증상이 생기게 된 계기가 무엇인지에 대해서도 잘 생각해보시길 바랍니다. 가족의 불행, 이혼, 불화 등 그럴 만한 일을 찾으실지도 모릅니다. 하지만 계기가 된 사건이 있더라도 그것 때문에 이런 증상이 생긴 거라고는 결코 단정지을 수 없습니다. 승진, 신축, 자녀의 진학, 취직, 결혼 등 실은 매우 경사스러운 일이라도 황색 신호의 계기가 될 수 있습니다. 계기가 되는 사건이 '우울증 스위치'를 눌러버렸다면, 사건의 영향이 미미해져도 증상은 개선되기는커녕 시간의 경과에 따라 더더욱 악화됩니다. '우울증 스위치'가 켜져 버리면 사건과는 무관하게 병의 프로세스가 진행되어버리는 점이 사건에 대한 단순한 반응인 우울 반응과는 상이한 점입니다.

황색 신호가 나오면 주치의 선생님을 찾아주시길 바랍니다. 혹은 직접 멘탈 전문가를 찾아가 진찰을 받아도 좋습니다. 전문병원이나 종합병원 신경과, 심신의학과라면 내원하기 수월하시겠지요. 주치의에게 실력 좋은 멘탈 전문가를 소개해달라고 하는 것도 효과적인 작전입니다. 업계 내의 평판이 결코 틀린 것이라고는 할 수 없으니까요.

수면 12개조로 당신도 수면 달인으로

수면을 확보하기 위한 일상생활의 개선이 중요합니다. 이것은 누구에게나 해당되는 사항입니다. 마지막으로 '수면 12개조'를 소개하겠습니다. 이것은 앞서 언급했던 부적절한 수면 위생을 역전시킨 것이라고 할 수도 있겠습니다. 후생노동성의 정신·신경질환 연구 위탁비 보조를 받은 '수면장애의 진단·치료 가이드라인 작성과 그 실증적 연구반'(주임 연구자 우치야마 마코토内山真. 국립정신보건연구소 부장(당시), 현재 니혼日本대학 의학부 교수)은 『수면장애에 대한 대응과 치료 가이드라인睡眠障害の対応と治療ガイドライン』을 간행하고 있습니다. 그 핵심인 '수면장애 대처 12 지침'은 다음과 같습니다.

이것과는 별도로 저만의 방식으로 조금 약식으로 만든 '숙면법'에 대해서도 적어보겠습니다. 낮 시간에 반드시

각성 상태로 지내는 작전과 밤에 자연스러운 수면을 초래
하는 작전, 두 가지의 조합입니다.

수면 12개조

출전 : 수면장애에 대한 대응과 치료 가이드라인

1 수면 시간은 사람에 따라 제각각. 낮에 졸려서 힘들
  정도만 아니면 충분하다

  · 수면 시간이 긴 사람, 짧은 사람이 있고 계절에 따라
    서도 다르다.

  · 8시간에 연연해하지 않는다.

  · 나이가 들면 필요한 수면 시간이 짧아진다.

2 자극적인 것을 피하고 자기 전에는 자기 나름대로 긴
  장 완화 방법을 쓴다

  · 취침 전 4시간 동안의 카페인 섭취, 취침 1시간 전의
    흡연은 피한다.

  · 가벼운 독서, 음악, 미지근한 물로 목욕, 아로마테라
    피, 근육 이완 트레이닝을 한다.

3 졸음을 느낀 후 잠자리에 든다. 취침 시간에 너무 연
  연해하지 않는다

- 잠을 자야겠다는 의욕은 오히려 정신을 긴장시켜 잠을 더 이룰 수 없게 한다.

4 매일 같은 시각에 일어난다

- 일찍 자고 일찍 일어나기가 아니라, 일찍 일어나기가 일찍 자기로 통한다.
- 일요일에 늦게까지 침대에 있으면 월요일 아침이 힘들어진다.

5 빛을 이용하여 양질의 수면을 취한다

- 눈이 떠지면 햇볕을 쬐어 생체시계를 스위치 온으로 한다.
- 밤에는 조명이 너무 밝지 않도록 한다.

6 규칙적인 세 번의 식사와 규칙적인 운동 습관을 갖도록 한다

- 아침식사는 마음과 몸이 깨어나는 데 중요하며 저녁식사는 극히 가볍게 한다.
- 운동 습관은 숙면을 촉진한다.

7 낮잠을 잔다면 15시 이전의 20~30분으로 한다

- 긴 낮잠은 오히려 머리가 멍해지는 원인이 된다.
- 저녁 이후의 낮잠은 밤에 자는 수면에 악영향을 끼

친다.

8 수면이 깊지 않을 때는 오히려 적극적으로 늦게 자고 일찍 일어난다

· 잠자리에서 너무 오랫동안 지내면 숙면감이 줄어든다.

9 수면 중의 격한 코골기, 호흡정지나 자다가 순간 움찔거리는 현상, 가려움증은 요주의다

· 수면 관련 질병이 있는지 살펴보고 있다면 전문적 치료가 필요하다.

10 충분히 잠을 자도 낮에 강한 졸음을 느낄 때는 전문의와 상담한다

· 장시간 잠을 자도 낮에 졸음이 쏟아져 업무나 학업에 지장이 있을 경우 전문의와 상담한다.

· 승용차 운전에 주의한다.

11 수면제 대신 마시는 술은 수면장애의 원인이 된다

· 수면제 대신 마시는 취침 전 음주는 깊은 수면을 방해하고 도중각성의 원인이 된다.

12 수면제는 의사의 지시에 따라 올바르게 복용하면 안전하다

· 일정한 시간에 복용하고 잠자리에 든다.

· 알코올과 병용하지 않는다.

①낮 시간 동안 제대로 된 각성 상태로 지내는 작전

A 해님과 사이좋게 지내자

빛에는 각성작용이 있습니다. 낮에는 옥외나 밝은 창
가에서 지내는 시간을 늘립시다.

B 오후의 일정한 시간에 20분 정도 짧은 낮잠을 잡시다

오후의 졸음을 없애는 작전입니다. 짧은 낮잠은 수면
시간을 늘리는 것이 목적이 아니라 오후의 졸음을 줄
이는 것을 목표로 한 것입니다. 오후 시간을 활기차게
보내면 밤에 양질의 수면을 취할 수 있습니다. 긴 낮
잠은 밤의 수면을 줄이고 눈 뜬 후에 한동안 멍해 있
으므로 오후 활동에 방해가 됩니다.

C 즐거운 일을 합시다

몸을 움직이고 노래를 부르고 음악을 듣고 게임에 참
가합니다. 낮 시간 활동이 제대로 된 각성 상태가 되
기 위한 작전에는 필수적입니다. 특히 운동에는 숙면
을 가져다줄 수 있는 요인이 다수 포함되어 있습니다.

②밤에 느끼는 자연스러운 졸음을 불러오는 작전

A 아침에는 정해진 시각에 일어납시다

아침 기상시각이 밤에 잠드는 시각을 결정합니다.

B 목욕은 낮이 아니라 밤에 합시다

입욕에 의해 심부 체온이 상승하면 열의 방출이 촉진되어 수면 스위치가 들어옵니다.

C 오후 3시 이후의 카페인은 삼가합시다

카페인은 천연 수면물질 아데노신의 작용에 길항작용을 가집니다. 커피, 홍차만이 아니라 녹차에도 주의해야 합니다. 질이 좋은 녹차는 커피만큼이나 대량의 카페인을 포함하고 있습니다. 오후 3시 이후에는 몇 번이나 우려서 농도가 약해진 엽차 정도에서 그치도록 합시다.

D 졸음을 느낀 후 잠자리에 들어갑시다

평소 잠을 이루는 시각보다 2~3시간 빠른 시간대는 가장 잠을 청하기 어려운 시간대입니다. '입면금지 존'이라는 별명도 있습니다. 수면 시간을 확보하려고 서둘러 일찍부터 잠자리에 들어간다고 잠을 이룰 수 있는 것은 아닙니다.

E 다시 해님과 사이좋게 지내자

낮 시간 동안 빛을 제대로 쪼이면 야간의 멜라토닌 분비가 증가합니다. 멜라토닌은 뇌의 심부에 있는 송과체에서 분비되는 호르몬으로 최면 작용이 있습니다.

F 밤에는 조명을 낮추자

빛에는 각성작용이 있습니다. 실내조명을 조금 어둡게 합시다.

여기서 D의 '잠을 이루는 시간'에 대해 덧붙여두기로 하겠습니다. 그림 8-2 상단을 살펴봐 주십시오. 앞서 언급했던 우치야마 선생님의 연구입니다. 상단은 활동량 기록계를 사용해서 기록한 수면·각성 패턴입니다. 가로축은 시각, 1행이 1일에 해당됩니다. 세로축은 행동량으로 일어나 있을 때는 높고 자면 매우 낮아지기 때문에 수면과 각성의 구별이 갑니다. 기상시각은 오전 6시 반경이라는 것을 알 수 있습니다.

그리고 하룻밤 완전히 철야를 한 다음 날, 졸음 측정을 해봅니다. 졸음 측정을 위해 수면·각성을 30분씩마다 반복하게 하는 실험입니다. 20분 일어나서 활동하고 10분 누워 쉬게 합니다. 그 10분 동안 실제로는 잠든 시간이 길

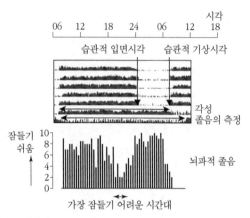

그림 8-2　활동량 기록계를 이용하여 기록한 수면·각성 패턴
(Uchiyama, 2007)

수록 그 시간대의 졸음이 강한 것이 됩니다. 하단이 그 결과입니다. 세로축은 그 시간대에 잠든 길이(분)로 얼마나 잠들기 쉬웠는지를 표시합니다. 가로축은 시각입니다. 평소 입면시각의 2~3시간 전에 가장 잠들기 힘든 시간대가 있다는 사실을 알 수 있습니다.

어떠십니까? 숙면을 가져오는 것은 낮 시간 동안 지낸 양질의 생활이며, 낮 시간 동안의 양질의 생활을 가져다주는 것은 바로 숙면입니다. 두 가지가 서로 맞물려 있어야만 비로소 심신의 건강이 유지됩니다. 숙면법은 대사증후군 예방이나 우울증 예방, 우울증 환자분의 사회 복귀에도 필수적이라고 할 수 있습니다.

후기

대재해와 수면

도다이지東大寺에 있는 불당 니가쓰도二月堂에서 행해지는 법회인 슈니에修二会가 끝나면, 제가 지금 살고 있는 아키타에도 봄기운이 완연해집니다. 단 법회 기간 중인 3월 1일부터 법행이 끝나는 3월 15일까지 일시적으로 한겨울로 되돌아간 것 같은 추운 나날이 계속됩니다. 그럴 때 어머니는 "올해 법회하시는 스님, 수행이 부족한 게 아니여?"라고 말씀하셨던 것이 떠오릅니다. 동일본대지진이 일어난 것은 2011년 3월 11일, 슈니에 법회가 한참 진행되던 때의 일이었습니다.

아키타는 직후부터 며칠 동안 정전이 계속되었습니다. 피해 지역 상황은 라디오를 통해 알 수밖에 없었습니다. 훗날 당시의 영상을 보자, 피해 지역 하늘에는 눈발이 흩날렸고 쓰나미 피해 지역 분들은 추위에 얼어붙어 계셨습니다. 피난소로 지정된 체육관에서는 추운 데다 여진까지 계속되어 피해를 입으신 분들은 몇날 며칠을 제대로 주무시지 못했을 겁니다. 그 후에도 피난소 생활은 곤란하기 이를 데 없었을 것입니다. 추위, 공복, 프라이버시 침해와 소문, 계속 이어지는 여진. 불충분한 침구, 먼지, 빛 등의 영향을 받으며 피해자 분들의 수면은 질적·양적으로 빈약해졌을 것임에 틀림없습니다.

저는 참사가 발생하고 나서 1개월 반 정도가 경과된 시점에 피해 지역으로 달려가 피난소를 돌아다니며 진료활동을 도왔습니다. 낮에 순회를 하면 그곳에 계시는 분은 고령자뿐이셨습니다. 젊은 사람들은 행방불명된 사람들을 찾아다니거나 무너진 파편더미를 정리하기 위해 밖으로 나갔습니다. 피난소에서는 지면에 앉아서 지내는 상황이어서 자고 일어나는 데 모든 분들께서 매우 고생하고 계셨습니다. 한밤중 어둠 속에서 일어나 저 멀리에 있는 화장실까지, 자고 있는 다른 사람들을 행여 밟지 않도록 조심하면서 걷는다는 것은 무척이나 어려운 일입니다. 그런 고생도 고생이려니와 잘못하다가 넘어질 위험이 있어, 저로서는 그것이 더 걱정이 되었습니다. 간병이 필요한 분이 계시는 가족 분들의 경우, 지면에 앉아서 좌식생활을 해야 한다는 것은 심각한 문제였습니다. 몸이 불편하신 분의 위치를 바꾼다거나 일으키거나 하는 것은 침대에 누워 계실 때와 비교하면 매우 힘겨운 일이었기 때문입니다. 그 탓인지 요통을 호소하는 분들이 다수 계셨습니다. 저도 부지런히 진통 소염 습포제를 나눠드렸습니다.

피해를 입으신 분들은 하나같이 "잠을 이룰 수 없다"고 털어놓으셨습니다. 여진뿐만 아니라 주변 사람들이 내는 코걸이 소리 등 다양한 소음들도 수면을 방해하는 하나의 원인이 되었는데, 한밤중에 자다 말고 큰소리로 괴성을 지르거나 손발을 흔들어대는 사람이 있어서 그것이 가장 난감한 점이라는 말씀도 하셨습니다. 겨우 끝났나 싶어 잠깐 잠에 빠져 들고 있노라면 또 다른 사람이 소리를 내기 때문에 아침까지 결국 잠들 수 없다는 것입니다. 어떤 분은 "정작 본인에게는 자각이 없고, 자다가 자기도 모르게 하는 언동이기 때문에 뭐라고 불평을 말할 수도 없다"고 속내를 털어놓아 주셨습니다.

이것은 아마도 제3장 '수면을 측정한다' 부분에서 설명한 '렘수면 행동장애' 때문이라고 생각됩니다. 렘수면 행동장애는 꿈을 꿀 때 기능하는 몸의 브레이크가 작동하지 않는 병입니다. 이 병을 가진 환자분들은 꿈속에서의 행동을 그대로 표출해버립니다. 매우 스트레스를 느끼는 상황이었기 때문에 자못 공포로 가득 찬 격한 꿈을 꾸셨겠지요. 괴성을 지르거나 기이한 언동을 하는 것은 그 때문이지 않을까 생각됩니다.

잠을 이룰 수 없어서 난감해하는 분들에게는 수면제를 드리고 싶었지만, 드리지 않았습니다. 왜냐하면 많은 분들이 고령자이기 때문에 수면제를 복용하면 한밤중에 화장실을 가시려고 일어나셨을 때 발을 헛디뎌 넘어질 위험성이 크고 섬망譫妄(주변상황을 잘못 이해하며, 생각의 혼돈이나 방향 상실 등이 일어나는 정신의 혼란 상태. 졸린 상태에서 두려움이나 환각에 빠지는 상태-역자 주)이 발생해버릴 우려가 있다고 생각했기 때문입니다. 물론 이전부터 수면제를 복용하셨던 분들 중 이제 약이 거의 남아 있지 않다는 분에게는 수면제를 드렸지만……. 또한 피난소 생활에서는 특히 연로하신 분들의 경우 자칫 바깥출입을 전혀 안 하시는 생활을 하기 쉽다는 점도 걱정이 되었습니다. 숙면법 부분에서 설명했듯이 낮에 충분히 햇볕을 쪼이고 운동을 해야만 야간에 양질의 수면이 가능하기 때문입니다.

피해 지역에서 피난 생활을 하고 있는 분들의 혈압은 하나같이 올라가 있었습니다. 애당초 고혈압이셨던 분들의 경우 놀랄 만큼 높아졌을 뿐만 아니라 평소 정상 혈압이셨던 분들도 고혈압 증상을 보이셨습니다. 심지어 혈압 약을 꾸준히 복용하셨던 분들의 경우도 혈압이 크게 상승했습니다. 이 점에 대해서는 지치自治의과대학의 가리오 가즈오미苅尾七臣 교수가 보고하고 있습니다. 한신阪神 아와지淡路 대지진 발생 때 진원지 부근의 국민건강보험 호쿠단北淡 진료소에서 근무하고 있던 가리오 교수는 피해를 입으신 분들의 혈압이 일제히 상승해 있다는 사실을 발견했습니다. 이 현상을 '피해 고혈압'이라고 하는데 저도 그것을 실제로 도호쿠의 피해 지역에서 목격했습니다. 가리오 교수는 피해 고혈압이 생겨나는 메커니즘으로 교감신경 기능항진을 들고 있습니다. 그 중대한 원인이 바로 열악한 수면 환경이 가져다준 수면 이상이었던 것입니다.

미국에서는 2005년 초대형 허리케인 카트리나가 엄청난 피해를 가져왔습니다. 많은 사람들이 피난소에 수용되었습니다. 일본의 피난소와 달리 그곳에는 간이침대가 준비되어 있었습니다. 일본에서도 종이 상자로 된 간이침대가 개발되었던 것 같은데, 유감스럽게도 피해 지역에서 활용되었다는 이야기는 듣지 못했습니다. 하다못해 간이침대라도 있었다면 누웠다 일어날 때 좀 덜 힘드셨을 것이고 넘어질 위험성이나 간병에 임하셨던 분들의 부담도 상당히 경감되었을 것입니다. 수면의 질에도 긍정적인 영향을 끼쳤을 텐데, 매우 유감스럽습니다.

2011년 7월 시점에서 피해를 입은 세 지역의 경우, 피해 후 수면장애를 경험한 사람의 비율이 상승하여 46%나 되었습니다. 피해 지역뿐만 아니라 전국적으로 수면장애를 호소하는 사람들의 비율은 21%로 올라갔습니다. 이것은 2009년의 12%와 비교해보면 거의 2배의 수치입니다. 그러나 그 수치는 다음 해 2012년에는 원래 수준으로 되돌아갔다고 합니다.

피해를 입으신 분들의 수면은 그 후 어떻게 되었을까요. 유감스럽게도 저는 그 데이터를 현재 가지고 있지 않습니다. 가설주택에 사시는 특히 고령자 분들 가운데에는 외출도 하지 않고 계속 틀어박혀 지내는 분들이 많다고 들었습니다. 또한 지역을 벗어나 외지에서 피난생활을 하고 계시어 기존의 커뮤니티로부터 벗어난 분들도 자칫 틀어박힌 생활이 되기 십상이지 않을까요. 그런 생활습관이 초래할 수면장애, 그리고 그 후에 발병할지도 모를 우울증에 대해 저는 근심하고 있습니다.

이 점과의 관련 여부는 잘 모르겠으나 피해 지역 가운데에서도 특히 후쿠시마福島 현의 자살자 수가 많다는 사실이 보도되고 있습니다. 2011년 10명, 2012년 13명에 비해 2013년에는 23명으로 거의 두 배나 증가하고 있습니다. 대지진, 쓰나미의 피해뿐 아니라 원자력발전소 사고의 영향으로 고향을 떠나 지낼 수밖에 없게 된 후쿠시마 현 거주자분들의 수면에 대해 저는 너무나도 근심하고 있습니다.

대재해 이후 심신의 건강을 지키기 위해서라도 양질의 수면을 확보하는 것이 중요합니다. 그 근거가 되는 사항과 양질의 수면을 확보하기 위한 방법을 이 책에서 나름대로 설명했다고 생각합니다. 독자 여러분들의 마음과 몸의 건강유지 · 증진, 그리고 우울증의 예방 · 조기 발견 · 조기 치료에 이 책이 조금이나마 도움이 된다면 기쁘겠습니다. 또한 수면과학에도 좀 더 흥미를 가져주신다면 저로서는 더할 나위 없이 기쁠 것입니다.

2015년 8월
시미즈 데쓰오

역자 후기

  새로운 것을 알게 되는 것은 번역 작업의 큰 즐거움 중 하나이지만, 그보다 훨씬 기쁜 순간은 또 다른 나 자신을 발견하거나 혹은 특정 내용에 깊이 공감할 수 있게 될 때다. 이 책의 경우도 공감이 가는 부분이 적지 않았으나 특히 기억에 남는 문구로 '성격은 바꾸기 어렵지만 행동은 바꿀 수 있습니다'란 대목이 떠오른다. 상처받지 않으려고, 혹은 좀 더 나은 인간이 되고자 심리학 서적 등을 읽으며 아무리 마음을 다스려봐도 현실의 나는 여전히 같은 자리에 머물러 있는 경우가 많다. '원효대사님! 아무래도 "일체유심조"는 아닌 것 같아요. 엄청난 인생 대선배님에게 차마 말씀드리기 송구하오나, 마음만으로는 어찌 안 되는 일이 너무 많은 것 같아요!' 이렇게 한탄해보기도 한다.

  흔히들 머리가 나쁘면 몸이 고생한다고 하지만 요즘은 그렇지도 않은 것 같다. 그 반대의 경우가 적지 않기 때문이다. 우리가 구체적인 행동을 어떻게 하느냐에 따라 우리의 심적 상태가 오히려 좌지우지되기 때문이다. 억지로

라도 이른바 원더우먼 자세를 하고 있으면 이 자세가 뇌를 자극해 '하이 파워'를 불러온다는 테드 강연이 떠오른다. 이 책에서도 필자는 수면장애와 우울증을 키워드로 우리들이 구체적으로 어떤 행동을 선택해야 할지 말해주고 있다. 그 시선은 매우 따뜻하다. 수면 시간은 나의 의지만으로 완벽히 컨트롤되는 시간이 아니다. 이 역시 '일체유심조'만으로는 대응불가인 것이다. 행동을 먼저 바꾸어야 할 이유가 여기에 있을지도 모른다.

이 책의 번역 작업에 한참 열중하고 있던 2017년 후반기에 제프리 홀, 마이클 로스배시, 마이클 영 등 세 명의 학자가 생체시계를 통제하는 분자 메커니즘을 발견한 공로로 노벨생리학의학상을 수상했다. 초파리를 이용한 시계유전자의 발견은 본서의 내용과도 깊은 연관성을 가지고 있다. 매우 흥미롭고 구체적으로 도움을 주는 책이다. 많은 분들께서 읽어주셨으면 좋겠다.

2018년 3월
옮긴이 김수희

인용·참고문헌

· 제1장

Kang et al., Amyloid-beta dynamics are regulated by orexin and the sleep-wake cycle. Science. 326(5955): 1005-1007, 2009.

Xie et al., Sleep drives metabolite clearance from the adult brain. Science. 342(6156): 373-377, 2013.

Costandi, Neurodegeneration: amyloid awakenings. Nature. 497(7450): S19-20, 2013.

Ooms et al., Effect of 1 night of total sleep deprivation on cerebrospinal fluid β-amyloid 42 in healthy middle-aged men: a randomized clinical trial. JAMA Neurol. 71(8): 971-977, 2014.

· 제2장

Rechtschaffen et al., Sleep deprivation in the rat: X. Integration and discussion of the findings. Sleep. 12: 68-87, 1989. 그림 2-1

Daniel T. Max『잠들지 못하는 일족-식인의 흔적과 살인 단백질의 수수께끼(眠れない一族—食人の痕跡と殺人タンパクの謎)』시바타 야스시(柴田裕之) 번역, 기노쿠니야쇼텐(紀伊國屋書店), 2007.

Tochikubo et al., Effects of insufficient sleep on blood pressure monitored by a new multibiomedical recorder. Hypertension. 27: 1318-1324, 1996. 그림 2-6

Walker, The role of sleep in cognition and emotion. Ann N Y Acad Sci. 1156: 168-197, 2009. 그림 2-7

Wail et al., Effect of on-call-related sleep deprivation on physicans'mood and alertness. Ann Thorac Med. 8: 22-27, 2013. 그림 2-8

· 제3장

우치야마 마코토(内山真) 편『수면장애의 대응과 치료 가이드라인(睡眠障害の対応と治療ガイドライン 第2版)』지호(じほう), 2012.

· 제4장

Torsvall et al., Sleepiness on the job: Continuously measured EEG changes in train drivers. Electroencephalography Clinical Neurophysiol. 66: 502-511, 1987. 그림 4-1

니시다 야스시(西田泰)「과학경찰연구소 교통안전실 자료(科学警察研究所交通安全教室資料)」(다카하시 기요히사高橋清久 편『수면학 수면 과학·의학치의 학약학·사회학睡眠学 眠りの科学·医歯薬学·社会学』) 지호(じほう), 2003. 그림 4-2

가유카와 유헤이(粥川裕平)「수면장애의 역학(睡眠障害の疫学)」(오쓰카 도시오大塚俊男 편『정신장애의 역학精神障害の疫学』) 라이프 사이언스(ライフ·サイエンス), 1997. 그림 4-4

와타나베 쇼스케(渡辺昌祐) 외「Ⅲ 증상(症状)」(와타나베 쇼스케, 미쓰노부 요시스케光信克甫 편「기초 케어를 위한 우울증 진료 Q&A 개정 제2판プライマリケアのためのうつ病診療Q&A 改訂第2版』) 가네하라출판(金原出版), 1997. 그림 4-5

미키 오사무(三木治)「심리치료 내과의 기초 케어에 있어서의 초진환자 330예의 우울증 실태조사(心療内科のプライマリ·ケアにおける初診患者330例のうつ病実態調査)」심신의학(心身医学) 42:586, 2002, 그림 4-6

Chang et al., Insomnia in young men and subsequent depression. The Johns Hopkins precursors study. AmJ Epidemiol. 146: 105-114, 1997. 그림 4-7

· 제5장

Holsboer, The corticosteroid receptor hypothesis of depression. Neuropsychopharmacology. 23: 477-501, 2000. 그림 5-2

Neylan et al., Insomnia severty is associated with a decreased volume of the CA3/dentate gyrus hippocampal subfield. Biol Psychiatry. 68: 494-496, 2010. 그림 5-3

· 제6장

나카지마 슌(中島俊) 외「불면증의 인지행동요법(不眠症の認知行動療法)」(이노

우에 유이치井上雄一, 오카지마 이사岡島義 편『수면장애의 과학不眠の科学』)
아사쿠라쇼텐(朝倉書店), 2012.

· 제7장

Echizenya et al., Total sleep deprivation followed by sleep phase advance and bright light therapy in drugresistant mood disorders. J Affect Dis. 144: 28-33, 2013. 그림 7-2, 7-3

· 제8장

사카모토 가오루(坂元薫)「병전성격(病前性格)」일본임상(日本臨床) 65:1591-1598, 2007. 그림 8-1

Kendler et al., Personality and major depression: a Swedish longitudinal, population-based twin-study. Arch Gen Psychiatry. 63: 1113-1120, 2006.

Uchiyama et al., Poor compenstory function for sleep loss as a pathogenic factor in patients with delayed sleep phase syndrome. Sleep. 23: 553-558, 2000. 그림 8-2

일본의 지성을 읽는다

001 이와나미 신서의 역사
가노 마사나오 지음 | 기미정 옮김 | 11,800원

일본 지성의 요람, 이와나미 신서!
1938년 창간되어 오늘날까지 일본 최고의 지식 교양서 시리즈로 사랑받고 있는
이와나미 신서. 이와나미 신서의 사상 · 학문적 성과의 발자취를 더듬어본다.

002 논문 잘 쓰는 법
시미즈 이쿠타로 지음 | 김수희 옮김 | 8,900원

이와나미서점의 시대의 명저!
저자의 오랜 집필 경험을 바탕으로 글의 시작과 전개, 마무리까지, 각 단계에
서 염두해두어야 할 필수사항에 대해 효과적이고 실천적인 조언이 담겨 있다.

003 자유와 규율 -영국의 사립학교 생활-
이케다 기요시 지음 | 김수희 옮김 | 8,900원

자유와 규율의 진정한 의미를 고찰!
학생 시절을 퍼블릭 스쿨에서 보낸 저자가 자신의 체험을 바탕으로, 엄격한
규율 속에서 자유의 정신을 훌륭하게 배양하는 영국의 교육에 대해 말한다.

004 외국어 잘 하는 법
지노 에이이치 지음 | 김수희 옮김 | 8,900원

외국어 습득을 위한 확실한 길을 제시!!
사전 · 학습서를 고르는 법, 발음 · 어휘 · 회화를 익히는 법, 문법의 재미 등 학습
을 위한 요령을 저자의 체험과 외국어 달인들의 지혜를 바탕으로 이야기한다.

005 일본병 -장기 쇠퇴의 다이내믹스-
가네코 마사루, 고다마 다쓰히코 지음 | 김준 옮김 | 8,900원

일본의 사회 · 문화 · 정치적 쇠퇴, 일본병!
장기 불황, 실업자 증가, 연금제도 파탄, 저출산 · 고령화의 진행, 격차와 빈곤
의 가속화 등의 「일본병」에 대해 낱낱이 파헤친다.

006 강상중과 함께 읽는 나쓰메 소세키
강상중 지음 | 김수희 옮김 | 8,900원

나쓰메 소세키의 작품 세계를 통찰!
오랫동안 나쓰메 소세키 작품을 음미해온 강상중의 탁월한 해석을 통해 나쓰메 소세키의 대표작들 면면에 담긴 깊은 속뜻을 알기 쉽게 전해준다.

007 잉카의 세계를 알다
기무라 히데오, 다카노 준 지음 | 남지연 옮김 | 8,900원

위대한「잉카 제국」의 흔적을 좇다!
잉카 문명의 탄생과 찬란했던 전성기의 역사, 그리고 신비에 싸여 있는 유적 등 잉카의 매력을 풍부한 사진과 함께 소개한다.

008 수학 공부법
도야마 히라쿠 지음 | 박미정 옮김 | 8,900원

수학의 개념을 바로잡는 참신한 교육법!
수학의 토대라 할 수 있는 양·수·집합과 논리·공간 및 도형·변수와 함수에 대해 그 근본 원리를 깨우칠 수 있도록 새로운 관점에서 접근해본다.

009 우주론 입문 -탄생에서 미래로-
사토 가쓰히코 지음 | 김효진 옮김 | 8,900원

물리학과 천체 관측의 파란만장한 역사!
일본 우주론의 일인자가 치열한 우주 이론과 관측의 최전선을 전망하고 우주와 인류의 먼 미래를 고찰하며 인류의 기원과 미래상을 살펴본다.

010 우경화하는 일본 정치
나카노 고이치 지음 | 김수희 옮김 | 8,900원

일본 정치의 현주소를 읽는다!
일본 정치의 우경화가 어떻게 전개되어왔으며, 우경화를 통해 달성하려는 목적은 무엇인가. 일본 우경화의 전모를 낱낱이 밝힌다.

011 악이란 무엇인가
나카지마 요시미치 지음 | 박미정 옮김 | 8,900원

악에 대한 새로운 깨달음!
인간의 근본악을 추구하는 칸트 윤리학을 철저하게 파고든다. 선한 행위 속에 어떻게 악이 녹아들어 있는지 냉철한 철학적 고찰을 해본다.

012 포스트 자본주의 -과학·인간·사회의 미래-
히로이 요시노리 지음 | 박제이 옮김 | 8,900원

포스트 자본주의의 미래상을 고찰!
오늘날「성숙·정체화」라는 새로운 사회상이 부각되고 있다. 자본주의·사회주의·생태학이 교차하는 미래 사회상을 선명하게 그려본다.

013 인간 시황제

쓰루마 가즈유키 지음 | 김경호 옮김 | 8,900원

새롭게 밝혀지는 시황제의 50년 생애!
시황제의 출생과 꿈, 통일 과정, 제국의 종언에 이르기까지 그 일생을 생생하
게 살펴본다. 기존의 폭군상이 아닌 한 인간으로서의 시황제를 조명해본다.

014 콤플렉스

가와이 하야오 지음 | 위정훈 옮김 | 8,900원

콤플렉스를 마주하는 방법!
「콤플렉스」는 오늘날 탐험의 가능성으로 가득 찬 미답의 영역, 우리들의 내계,
무의식의 또 다른 이름이다. 융의 심리학을 토대로 인간의 심층을 파헤친다.

015 배움이란 무엇인가

이마이 무쓰미 지음 | 김수희 옮김 | 8,900원

'좋은 배움'을 위한 새로운 지식관!
마음과 뇌 안에서의 지식의 존재 양식 및 습득 방식, 기억이나 사고의 방식에
대한 인지과학의 성과를 바탕으로 배움의 구조를 알아본다.

016 프랑스 혁명 -역사의 변혁을 이룬 극약-

지즈카 다다미 지음 | 남지연 옮김 | 8,900원

프랑스 혁명의 빛과 어둠!
프랑스 혁명은 왜 그토록 막대한 희생을 필요로 하였을까. 시대를 살아가던
사람들의 고뇌와 처절한 발자취를 더듬어가며 그 역사적 의미를 고찰한다.

017 철학을 사용하는 법

와시다 기요카즈 지음 | 김진희 옮김 | 8,900원

철학적 사유의 새로운 지평!
숨 막히는 상황의 연속인 오늘날, 우리는 철학을 인생에 어떻게 '사용'하면 좋
을까? '지성의 폐활량'을 기르기 위한 실천적 방법을 제시한다.

018 르포 트럼프 왕국 -어째서 트럼프인가-

가나리 류이치 지음 | 김진희 옮김 | 8,900원

또 하나의 미국을 가다!
뉴욕 등 대도시에서는 알 수 없는 트럼프 인기의 원인을 파헤친다. 애팔래치
아 산맥 너머, 트럼프를 지지하는 사람들의 목소리를 가감 없이 수록했다.

019 사이토 다카시의 교육력 -어떻게 가르칠 것인가-

사이토 다카시 지음 | 남지연 옮김 | 8,900원

창조적 교육의 원리와 요령!
배움의 장을 향상심 넘치는 분위기로 이끌기 위해 필요한 것은 가르치는 사람
의 교육력이다. 그 교육력 단련을 위한 방법을 제시한다.

020 원전 프로파간다 -안전신화의 불편한 진실-
혼마 류 지음 | 박제이 옮김 | 8,900원

원전 확대를 위한 프로파간다!
언론과 광고대행사 등이 전개해온 원전 프로파간다의 구조와 역사를 파헤치
며 높은 경각심을 일깨운다. 원전에 대해서, 어디까지 진실인가.

021 허블 -우주의 심연을 관측하다-
이에 마사노리 지음 | 김효진 옮김 | 8,900원

허블의 파란만장한 일대기!
아인슈타인을 비롯한 동시대 과학자들과 이루어낸 허블의 영광과 좌절의 생
애를 조명한다! 허블의 연구 성과와 인간적인 면모를 살펴볼 수 있다.

022 한자 -기원과 그 배경-
시라카와 시즈카 지음 | 심경호 옮김 | 9,800원

한자의 기원과 발달 과정!
중국 고대인의 생활이나 문화, 신화 및 문자학적 성과를 바탕으로, 한자의 성
장과 그 의미를 생생하게 들여다본다.

023 지적 생산의 기술
우메사오 다다오 지음 | 김욱 옮김 | 8,900원

지적 생산을 위한 기술을 체계화!
지적인 정보 생산을 위해 저자가 연구자로서 스스로 고안하고 동료들과 교류
하며 터득한 여러 연구 비법의 정수를 체계적으로 소개한다.

024 조세 피난처 -달아나는 세금-
시가 사쿠라 지음 | 김효진 옮김 | 8,900원

조세 피난처를 둘러싼 어둠의 내막!
시민의 눈이 닿지 않는 장소에서 세 부담의 공평성을 해치는 온갖 악행이 벌
어진다. 그 조세 피난처의 실태를 철저하게 고발한다.

025 고사성어를 알면 중국사가 보인다
이나미 리쓰코 지음 | 이동철, 박은희 옮김 | 9,800원

고사성어에 담긴 장대한 중국사!
다양한 고사성어를 소개하며 그 탄생 배경인 중국사의 흐름을 더듬어본다. 중
국사의 명장면 속에서 피어난 고사성어들이 깊은 울림을 전해준다.

026 수면장애와 우울증
시미즈 데쓰오 지음 | 김수희 옮김 | 8,900원

우울증의 신호인 수면장애!
우울증의 조짐이나 증상을 수면장애와 관련지어 밝혀낸다. 우울증을 예방하
기 위한 수면 개선이나 숙면법 등을 상세히 소개한다.

수면장애와 우울증

초판 1쇄 인쇄 2018년 4월 10일
초판 1쇄 발행 2018년 4월 15일

저자 : 시미즈 데쓰오
번역 : 김수희

펴낸이 : 이동섭
편집 : 이민규, 오세찬, 서찬웅
디자인 : 조세연, 백승주
영업 · 마케팅 : 송정환
e-BOOK : 홍인표, 김영빈, 유재학, 최정수
관리 : 이윤미

㈜에이케이커뮤니케이션즈
등록 1996년 7월 9일(제302-1996-00026호)
주소 : 04002 서울 마포구 동교로 17안길 28, 2층
TEL : 02-702-7963~5   FAX : 02-702-7988
http://www.amusementkorea.co.kr

ISBN 979-11-274-1421-4 04510
ISBN 979-11-7024-600-8 04080

FUMIN TO UTSUBYO
by Tetsuo Shimizu
Copyright © 2015 by Tetsuo Shimizu
First published 2015 by Iwanami Shoten, Publishers, Tokyo.
This Korean edition published 2018
by AK Communications, Inc., Seoul
by arrangement with the Proprietor c/o Iwanami Shoten, Publishers, Tokyo.

이 도서의 국립중앙도서관 출판예정도서목록(CIP)은 서지정보유통지원시스템 홈페
이지(http://seoji.nl.go.kr)와 국가자료공동목록시스템(http://www.nl.go.kr/kolisnet)
에서 이용하실 수 있습니다. (CIP제어번호: CIP2018009017)

*잘못된 책은 구입한 곳에서 무료로 바꿔드립니다.